部分床義歯の設計と咬合

－インプラントより義歯で治す31提言－

丹羽 克味

学建書院

はじめに

著者は卒後間もないころ，部分床義歯を装着した患者さんが，数年もすると，支台歯が動揺し，やがて抜去せざるを得なくなる，また，支台装置や義歯床の破損をきたす，といったトラブルに頻繁に遭遇しました．そしてその原因は，自分の技術の未熟さにあると思っていました．しかし，臨床を重ねるうちに，「トラブルの真の原因は，義歯とブリッジで，どちらを第 1 選択肢とするか，ということが明確になっていないためである」と考えるようになりました．

成書には，部分床義歯の適応について次のように記されています．
「部分床義歯は 1 歯欠損から 1 歯残存まで，あらゆる部分的な歯の欠損症例に適応可能である」

一方，クラウンブリッジの適応については，
「欠損部に隣接する歯の骨植状態が良好で，欠損部に加わると予想される咬合力を十分に負担できる状態にあること」とあります．

では，たとえば $\overline{5\ 6}$ の欠損で，上記の両条件をみたす患者さんには，義歯とブリッジのどちらを選択するのか，その根拠はどこにあるのか，ということについての記載がありません．このことは，いわば義歯とブリッジで好きなほうを選びなさい，といっているのと同じことです．

義歯とブリッジでは，咀嚼効率や咬合の長期安定において，両者はまったく異なっているのです．

著者の臨床経験からいえば――

「2 つの治療法は，それぞれ独立したものでなく，お互いに補い合う，いわゆる複合治療によって，残存歯を失うことなく，真の咀嚼機能の回復と義歯の長期安定をはかることができる」のです．

そして，「ある欠損に対して，それを補綴する最善の治療法は 1つ」ということです．

本書では――

「歯の欠損部を補綴するにあたって，義歯とブリッジを，どのように複合して最善の治療法に導くか」ということに狙いを絞って解説します．

最善の治療法とは，保険制度の縛り，審美的な観点，経済的な理由，そして，歯科医師の技量などを一切考慮しないで，ある欠損部の補綴治療に対して，義歯とブリッジとの複合設計によって 1 つの究極の治療法に導くものです．もし，審美的な観点や経済的な理由などにより設計変更の必要があれば，その設計の基本を崩さないで変更することです．このようにして作製された義歯は，支台歯を失

うことなく，また，支台装置や義歯床の破損もなく，長期にわたって安定する義歯となります．

　本書は，大きく2部から構成されています．前半は，部分床義歯の装着によって発生する現象と障害，そして，その現象を回避するための義歯設計の原則と対策について解説します．後半は，著者の部分床義歯とブリッジの咬合理論や技術について，「**31の提言**」として，症例を交えて解説します．

　本書を読んでいただければ，咀嚼機能を真に回復し，しかも，長期にわたって咬合の安定する部分床義歯は，ブリッジといかに複合して設計し作製すればよいかが明確にご理解いただけると思います．

　本書の執筆にあたり，札幌市の小泉英満先生，宇都宮市の熊倉大輔先生，那須塩原市の松井哲二先生には症例写真をお借りしました．厚く御礼を申し上げます．

　最後になりましたが，本書の出版の機会を与えてくださった学建書院のみなさま方に，衷心から感謝の意を表します．

平成25年5月

丹羽　克味

もくじ

プロローグ　1

1 — 部分床義歯に求められる要件 …………………………… 4

2 — 義歯の装着に伴い発生する現象 ……………………… 6

3 — 義歯設計の基本的原則と対策 ………………………… 8

原則 1　義歯の動揺を少なくする ………………………… 9
　　対策　ピッチングの動揺を人工歯排列で防止する …… 11
　　対策　ローリングの動揺を咬合様式で防止する ……… 12

原則 2　残存歯や支台歯の圧下を防止する …………… 14
　　対策　孤立歯はブリッジとし，義歯床は最小限にする … 15

原則 3　咀嚼側と非咀嚼側を分ける ……………………… 16
　　対策　咀嚼側と非咀嚼側を分けて指示し，
　　　　　定期検診によって咬合の狂いをチェックする … 16

4 — 義歯作製への 31 の提言 …………………………………… 18

難易度
1　$\underline{6\ 7}$ 欠損の義歯は，使用するのがむずかしい ……… 18
2　$\underline{4\text{-}7}$ 欠損の義歯は，咬合の長期安定がむずかしい … 20
3　$\overline{7\text{-}4}|\overline{4\text{-}7}$ 欠損の義歯は，難症例になることがある … 22

支持様式
4　両側臼歯欠損の義歯は，床タイプで安定をはかる ……… 24
5　歯根膜支持となる義歯は，ブリッジで補綴できる ……… 26
6　中間欠損は，可能なかぎりブリッジで補綴する ………… 30
7　部分床義歯の支持は，粘膜支持か歯根膜支持に分ける … 32
8　コーヌスクラウンやアタッチメントの義歯は成り立たない … 36

咬合様式
9　咬合様式は，リンガライズドオクルージョンと
　　グループファンクションにする ……………………………… 38

咬合平面と咬合安定
10　咬合平面は，$\frac{7\text{-}5|5\text{-}7}{7\text{-}5|5\text{-}7}$ または $\frac{6\text{-}4|4\text{-}6}{6\text{-}4|4\text{-}6}$ で成立する …… 42
11　咬合は，全臼歯が同じ咬合圧を受けて安定する ……… 48
12　遊離端義歯の咬合は，
　　支台歯と隣接する人工歯の 1 歯で成り立つ ……………… 52
13　両側大臼歯欠損の義歯は，咬合高径の低下をきたす …… 54

支台装置

14 レストの働きは，
支持作用とともに咀嚼運動に関与する ……… 56

15 クラスプの維持は，鉤腕の弾力を利用するものではない … 58

16 理想的なクラスプは，
ホープクラスプ hoop clasp である ……… 60

17 クラスプの設置は，3 点固定で設計する ……… 64

大連結子

18 下顎の大連結子には，
屈曲リンガルバーは用いないほうがよい ……… 70

19 上顎の大連結子には，
屈曲パラタルバーは用いないほうがよい ……… 72

20 咬合高径の回復は，
咀嚼と会話のしやすさの確認からはじめる ……… 74

義歯床

21 オーバーレイ義歯は吸着が悪く，
破折の原因となりやすい ……… 78

22 義歯の床縁は，コルベン状にする必要はない ……… 80

23 義歯床の粘膜面は，
すべてリベースできるようにレジン面とする ……… 81

24 クラスプと義歯床の間の空隙は，不潔域である ……… 82

25 クラスプレスの軟床義歯は，臼歯部に用いてはならない ……… 84

残存歯

26 孤立歯は，全部床タイプとして保護する ……… 86

27 ７６５ 欠損を放置すると，舌痛の原因となることがある ……… 88

維持管理

28 部分床義歯は，生涯にわたって維持管理が必要である ……… 89

29 義歯を装着したまま就寝してもよい ……… 90

30 リベースの判定は，
義歯後端の動きとクラスプの浮き具合で行う ……… 92

31 部分床義歯のリベースは，咬合させて行ってはならない ……… 94

5 ── 義歯とブリッジの作製過程と治療上の要点 ……… 96

エピローグ　　103

プロローグ

インプラントと部分床義歯

　最近，インプラントの話題がマスコミで取り上げられるようになりました．その背景には，「インプラント治療を受けたが思ったように噛めない」，「しばらくしたら上部構造物が壊れた」，「歯肉がときどき腫れる」，「インプラントがぐらついてきた」など，患者さんからのうっぷんの声が大きくなってきたことにあると思います．それはまた，「人工歯根」という，うたい文句がかもし出す期待感と現実とのギャップが大きいためでもあると考えられます．

　インプラントの発展は，これまでフィクスチャーをいかに骨と強固に結びつけるか，ということにのみ傾注されてきたように思います．そのため，インプラント材の進歩は目を見張るものがあります．

　しかし，フィクスチャーと顎骨の癒着（結合）という問題は，インプラントが人工歯根として機能するために，解決しなければならない真の課題であるか否かは議論のあるところです．もし，仮にそうだとしても，インプラントと骨の癒着の問題は，解決すべき課題のほんの一部にすぎません．

インプラントの問題点
① 歯頸部の歯肉封鎖ができない．
② 歯根膜が存在しない．
③ 除去が困難である．

　これらの問題点にまつわる逸話として，在宅看護を担当している看護師さんから，「寝たきり老人のインプラント周囲の歯肉が，ときどき腫れるので困る」という悩みを聞いたことがあります．このような患者さんの口腔清掃が十分にできないことは想像にかたくありません．若いころは免疫力も旺盛ですが，高齢になると，それも低下します．また，全身的な慢性疾患に罹患している場合もあります．そうなると，インプラントの周囲歯肉に慢性炎症が存在し，急性発作を起こすようになることは容易に想像がつきます．

　このような症状が発生したときは，治療として貼薬や投薬が必要になります．しかし，治療とは，病が完全に治るのを助ける処置であり投薬です．この場合，それをどんなに繰り返しても治癒につながらないことは明らかです．

歯肉の炎症が完全に治癒する治療とは，インプラントを除去することです．しかし，強固に骨癒着したフィクスチャーを取り除く手術は，きわめて困難を伴います．

　また，ある患者さんの例ですが，右側の下顎第一大臼歯が抜去になったのでインプラント治療を受けました．さて，満足に咀嚼ができるようになったのでしょうか．「噛もうとすると頭に響いて，とても辛くて噛めない」とのことでした．そこで，ブリッジに替えたところ「楽になった」といわれました．

　一方，インプラント治療を受けた患者さんで，なんでも咀嚼ができるという方もあります．しかし，たとえば，$\overline{4-7}$ の片側臼歯欠損の患者さんにインプラント治療を施したとします．このような患者さんは，異口同音に「天然歯側とインプラント側の咬合感覚は，まったく異なる」といわれます．そして，すべての方が天然歯側で咀嚼しているのです．

　その原因は，
1　一般的には，インプラントの咬合を，ほかの残存歯よりわずかに低くしていること，
2　インプラントは歯根膜が欠如していることにあります．

　真の咬合の安定は，中心咬合位で左右の全臼歯が咬合し，その咬合圧が厳密に同一であるときに得られるのです．

　左右側の咬合圧の不均一は，咬合（接触）異常です．このような方のなかに顎関節症の発症をみることがあります．

　咀嚼運動には，歯根膜からの信号が大きくかかわっています．しかし，歯根膜が咀嚼運動とどのようなかかわりをもっているのか，そのことについて現在の歯科医学ではほとんど解明されていません．このように，今日のインプラント治療は，まだまだ未解決の問題をかかえたまま見切り発車されたのです．

　次に，部分床義歯について考えてみます．

部分床義歯の問題点
　① 義歯という異物を口腔に入れること．
　② 支台歯が，咬合性外傷やう蝕に罹患する危険性が高いこと．
　③ 定期的な維持管理が必要不可欠なこと．

　私たちは外出するときは靴を履き，スポーツ選手はスパイクを履きます．それはいうまでもなく，足を保護したり機能を向上させたりするためです．義歯もこれと同じように，咬合が安定し咀嚼や会話の機能が回復すると，義歯の装着に何の抵抗もなく慣れることが

できます．

　支台歯や残存歯が抜去の対象となるのは，咬合が大きく関係しています．ブリッジとの複合設計によって，この問題をほぼ抑えることができます．

　部分床義歯の欠点は，咬合の狂いが天然歯よりも早く起こることです．また，欠損の状態によっては，生涯にわたって残存歯を保護できない場合があります．ここに定期検診による義歯管理の必要性があります．

　部分床義歯の最大の利点は，患者さんに観血的な負荷をかけず，簡単に作製や再製ができることです．そして，インプラントより快適な咀嚼ができることです．

　本書では，そのような部分床義歯とブリッジを作製するための設計と咬合理論について解説します．

1

部分床義歯に求められる要件

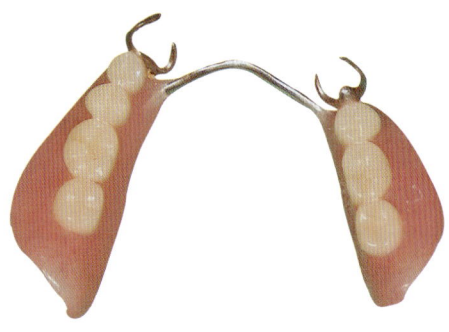
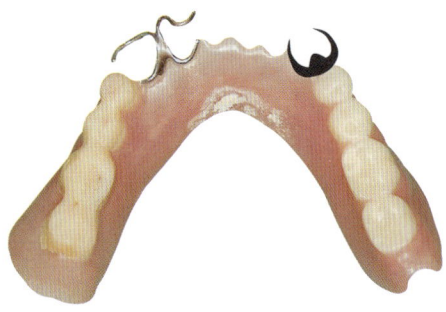
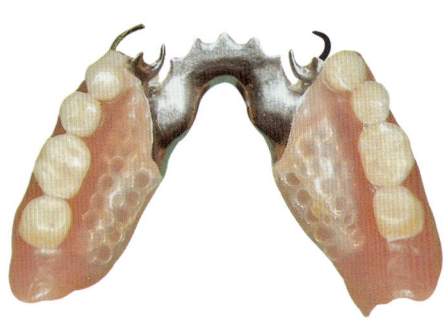
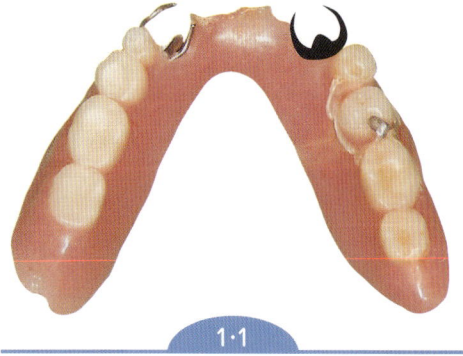

1・1

　図1・1に，同じような欠損状態のときに装着される，さまざまに設計の異なる部分床義歯を示します．これらをみてまず浮かぶのは，「なぜ，このように多種多様な義歯がつくられるのか」，次に，「どの設計の義歯が正解なのか」，「それを判定する基準はなにか」という疑問です．

　部分床義歯が多様な設計になるのは，義歯床，連結装置，そして，支台装置などに多くの種類があり，それらが組み合わされるためです．

　しかし，設計の異なった義歯がすべて正解ならば，それらの義歯は，「同じ咀嚼効率で，同じように長期にわたって咬合が安定し，使用に耐えなければならない」ということです．著者には，これらの義歯のすべてが，その要件をみたしているとは到底思えないのです．

　では，正しい義歯の設計とは，どのようなものでしょうか．それは，「部分床義歯に求められる要件をみたす義歯」ということになります．

部分床義歯の要件

1　咀嚼機能が，最大限に回復されること

咀嚼機能の回復を評価するには，正しい咬合の基準と，それを基にした咀嚼機能の評価法が確立している必要があります．それらが未解決な現状では，この評価は，患者さんの主観に頼るしかないのです．

もし，患者さんから，「痛みがとれない」，「噛みにくい」，「歯がぐらついてきた」などという訴えがあれば，そのおもな原因は，義歯設計の誤りにあることが多いのです．

2　義歯の咬合が，長期間にわたって安定していること

この項は，とくに，部分床義歯にとって重要な要件になります．

義歯を装着したあと，残存歯が抜去に至るような疾患に罹患せず，また，義歯床や支台装置に破損がなく，義歯が何年安定して使用できるか，つまり，「義歯の咬合が何年安定しているか」ということです．

装着直後は，どんなに快適に咀嚼ができた義歯であっても，その後，数年もしないうちに支台歯が抜去になる，また，支台装置が破損に至ることがあります．これはまさに，義歯設計の誤りが原因です．さらに，患者さんが定期検診日を忘れてしばらく来院しなくても，義歯や残存歯に障害が発生しないことが大切な要件です．この2つは，部分床義歯の要件として最も重要なものです．

部分床義歯の要件として，上記以外に，次のことがあげられます．
- 審美性に優れていること．
- 快適であること．

しかし，部分床義歯の設計において大切なことは，この優先順位を混同しないことです．

優先順位を無視して審美性を第1にした義歯などは，近い将来必ずトラブルに見舞われることになります．

部分床義歯の要件に関して，著者は次のようにいうことができます．

→ある欠損部に対して立てられた義歯設計をみれば，義歯を作製し使用してみなくても，要件をみたす義歯であるかどうかがわかります．

2

義歯の装着に伴い発生する現象

部分床義歯を使用して咀嚼を行うと，2次的に必ず発生する現象，いい換えると，支台歯の抜去を余儀なくされたり，支台装置を破壊に至らせるような致命的な障害を引き起こすもととなる現象があります．

その現象と発生理由を理解することは，長期安定の義歯を設計するための基本的な対策につながることになります．本章では，そのことについて考えてみます．

義歯の装着に伴って発生する4つの現象

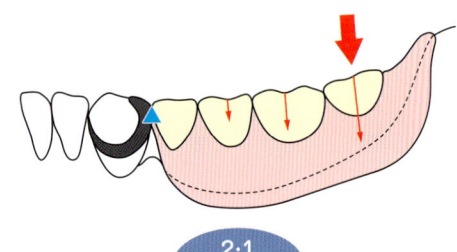

2・1

① 義歯床下の顎堤は，変形する．
② 残存臼歯は，顎骨内に圧下する．
③ 支台歯は，咬合性外傷に罹患する．
④ 咬合は，早期に狂いが発生する．

遊離端義歯の顎堤は，図2・1に示すように，後端部ほど義歯床を介して大きな咬合圧を受けることになります．この圧は，顎骨の吸収を促して顎堤を変形させることから，義歯の適合性を悪くします．

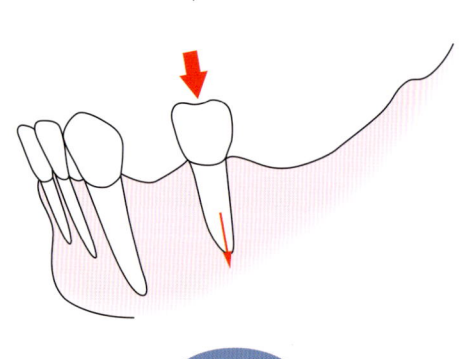

2・2

また，義歯側の残存臼歯は，支台歯も含めて図2・2に示すように，咬合圧によって顎骨内に圧下したり，図2・3に示すように，義歯の動揺がクラスプの把持によって支台歯に伝わり，支台歯は咬合性外傷に罹患する危険性が大きくなります．

①〜③のどの現象が発生しても，咬合に狂いがみられるようになります．したがって，義歯を装着した患者さんでは，早期に咬合の狂いが発生します．これらの現象は，部分床義歯の装着に伴って起こる必然的なもので，いわば宿命ともいえるものです．

なぜ，部分床義歯の装着によって致命的な障害が起こるのか

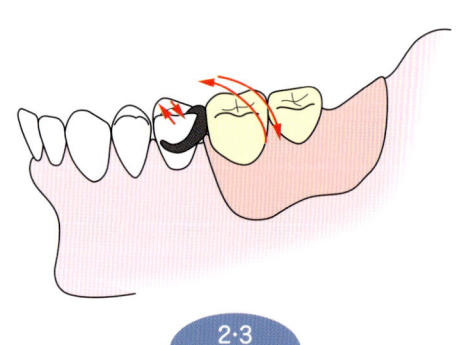

2・3

根本原因は，義歯とブリッジとが別物として扱われていることです．そのことを，症例をとおして考えてみます．

図2・4に，部分床義歯の症例を示します．$\overline{6\,5|5\,6}$ 欠損に対し

て義歯が装着されています．この欠損を補綴するのに，この義歯が最も適した治療法でしょうか．もし，**図2・5**に示すように，この患者さんの欠損が $\overline{6\,5}$ だけだとしたら，どんな治療が行われるのでしょうか．最善の治療法は，$\overline{⑦\,6\,5\,④\,③}$ のブリッジです．

なぜなら，ブリッジでの咬合圧は，すべて支台歯で支えられることから，反対側の天然歯と変わらない咬合感覚と咀嚼効率が得られること，そして，長期にわたって安定した咬合が維持できるからです．

では，$\overline{⑦\,6\,5\,④}$ のブリッジはどうでしょうか．おそらく，$\overline{④}$ にかかる咬合圧が許容限度以上の場合，歯根膜内からの信号で痛みを感じたり，信号がフィードバックされて無意識に噛み込みを止めたりするため，「噛みにくい」といわれることがあります．また，長期にわたって使用していると $\overline{④}$ が圧下し，咬合が低くなります．

これらの症状は，$\overline{④}$ の骨植状態の悪い場合や，高齢の女性では起こるものと考えることが必要です．

欠損部を補綴治療するからには，装着された補綴物が，患者さんの生涯にわたって安定して機能する必要があります．そのため，このブリッジの支台歯は，$\overline{⑦\quad ④\,③}$ とします．

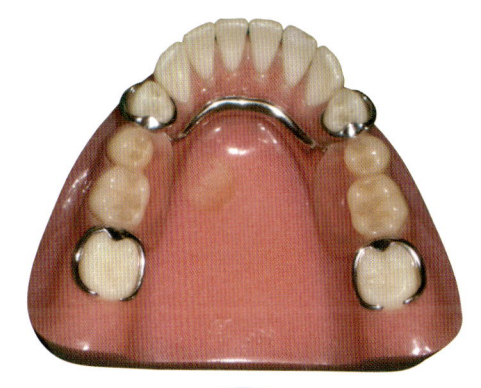
2・4

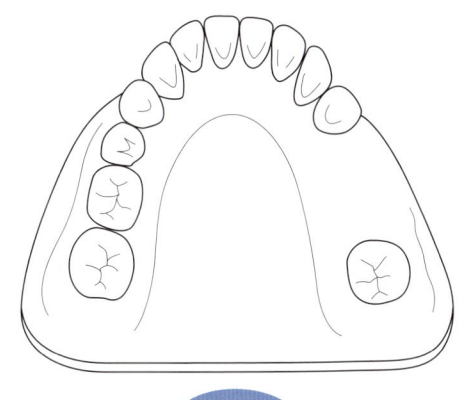
2・5

この欠損に部分床義歯を設計する問題点

義歯を設計するうえで重要なことは——
→支台歯である $\overline{7\,4}$ には，レストの支持によって $\overline{⑦\,6\,5\,④}$ のブリッジと同じ咬合圧がかかります．

もし，$\overline{7\,4}$ にかかる咬合圧がブリッジより小さければ，それは，レストが正しく作用していないことが原因です．そして，義歯を使用した患者さんは，噛みにくいと感じます．また，このような義歯を使用していると，支台歯である $\overline{7\,4\,|\,4\,7}$ のいずれかが，やがて咬合性外傷に罹患し，抜去せざるを得なくなります．

このことを考えると，**図2・4**に示した歯の欠損補綴に対する，この部分床義歯の設計は完全に間違っていることになります．

部分床義歯を設計するうえでの要点

欠損部に対して最善の治療法は，ブリッジと義歯との複合設計，すなわち，まずブリッジで補綴できる欠損部はブリッジを第1選択肢とし，ブリッジで補綴できない欠損部を義歯で補綴する．

この複合設計によって，義歯による咀嚼機能の真の回復と，長期にわたり咬合が安定する状態となります．

3

義歯設計の基本的原則と対策

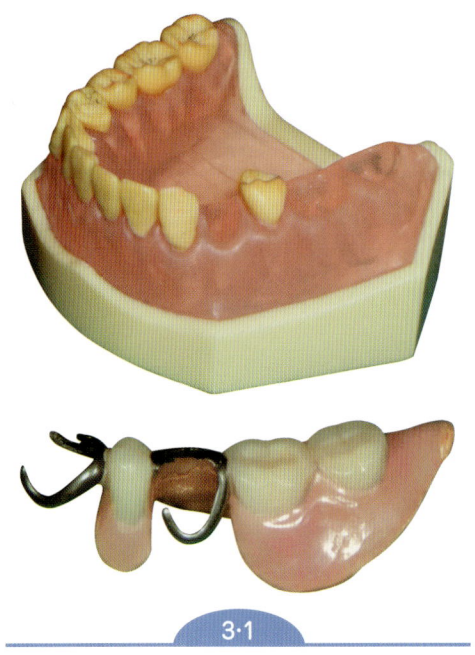

図3・1

　2章で，義歯装着に伴って発生する4つの現象について解説しました．繰り返しになりますが，顎堤の変形や残存臼歯の圧下，そして，支台歯の動揺によって，義歯が数年もしないうちに使用できなくなることは時々経験することです．

　本章では，義歯装着に伴って発生する現象のうち，次の3つの現象を抑えて，安定した義歯をつくるための基本的な原則と対策について解説します．

　1　顎骨の吸収
　2　残存歯の圧下
　3　支台歯の咬合性外傷の罹患

　部分的な歯の欠損の様相は，それこそ無数に存在します．それらのうちで，図3・1に示すような ４ ６ ７ 欠損の症例を考えてみます．このような欠損の治療には，一般的に下図のような片側遊離端の部分床義歯が装着されるのではないでしょうか．

　本章では，この症例をもとに解説します．

原則1　義歯の動揺を少なくする

　義歯の動揺は，図3・2に示すように，前後に立て揺れするピッチング（上図）と，左右に横揺れするローリング（下図）とに大きく分けることができます．

2つの動揺で，顎骨の吸収度を比較する

　ピッチングの動揺では，図3・3に示すように，咬合力の40～50kgf（以後，単にkgで表示）が，レストから遠い最後臼歯ほど大きく顎堤に作用します．

　咬合力は，義歯床を介して顎骨に垂直圧として加わることから，その直下の骨の吸収を促します．

　ローリングの動揺は，図3・4に示すように，義歯を回転させようとする力です．この動揺は，ピッチングのように顎骨に垂直に加わる圧ではありません．したがって，ローリングが起きても，顎骨は大きく吸収されることはありません．

　ピッチングとローリングとで顎堤の吸収度を比較すると──
➡ピッチングによる義歯の動揺は，大きく骨の吸収を起こします．

　ピッチングの動揺によって骨の吸収が生じることにより起こる障害は，義歯床の破折や支台装置の破壊，とくに，コーヌスクラウンの内冠の破折やコアーの脱落，アタッチメントの破壊は，咬合力から生じる強烈な垂直圧によるものです．

2つの動揺で，支台歯への障害を比較する

　ピッチングの動揺によって遊離端部の顎堤が吸収されると，義歯は図3・5の左に示すように，|5 のレストを支点としたシーソー運動をするようになります．義歯後端が大きく沈むようになると，レストを支点として，|3のクラスプは浮き上がるようになります．しかし，ピッチングによって義歯が動いても，支台歯へのダメージはほとんどありません．

　ローリングの動揺による義歯の動きは，図3・6に示すように，クラスプの把持によってそのまま支台歯に伝わります．支台歯の動揺は，根周囲の骨を圧迫することになり，支台歯の歯周組織は障害を受けることになります．

　その障害とは，図3・7に示すパノラマエックス線写真で，|4 の根周囲にみられるように，歯根膜腔の拡張，歯槽硬線の消失などが出現します．図3・8は，不適合な部分床義歯を装着したまま3年間

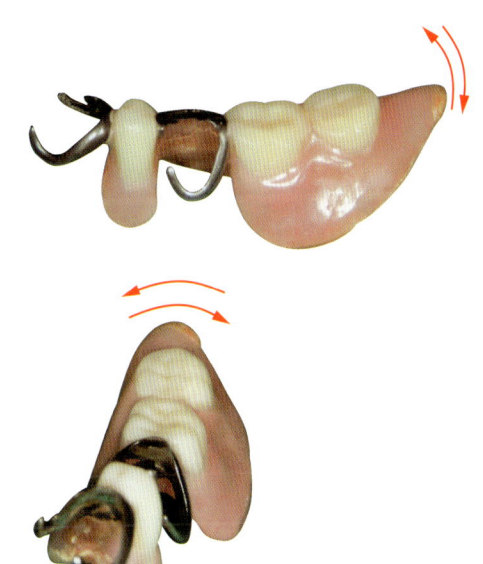

3・2

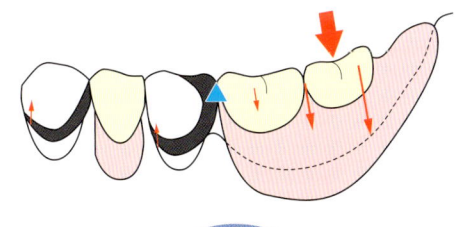

3・3

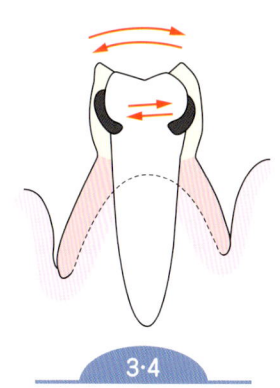

3・4

9

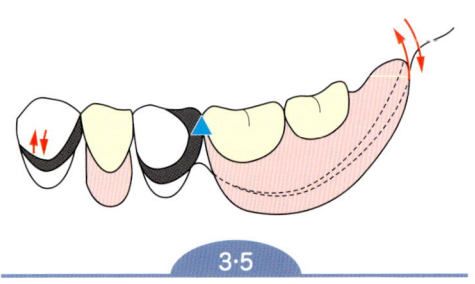

3·5

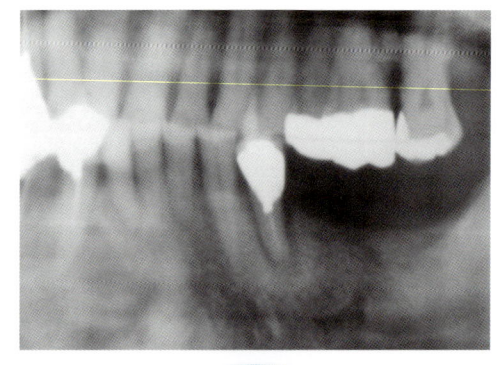

3·7

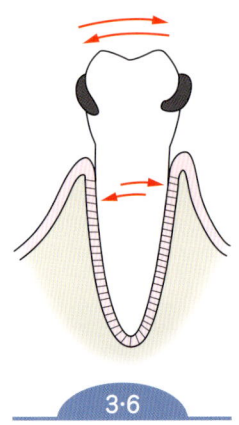

3·6

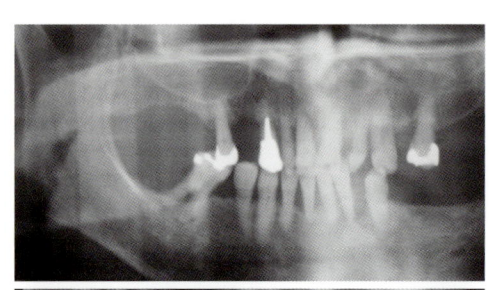

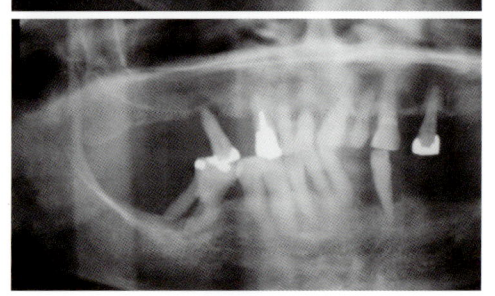

3·8

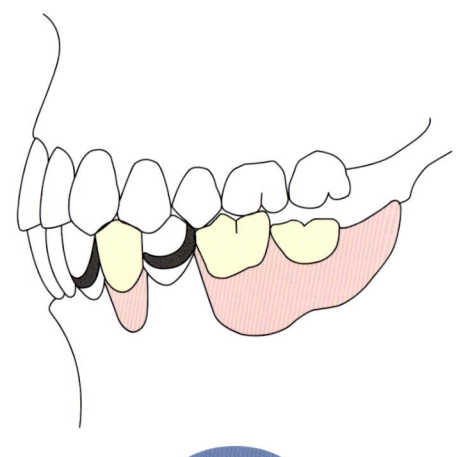

3·9

放置したものです．下図の 5| は，自然脱落寸前の状態を示しています．これらの |4 や 5| に発症した疾患は，咬合性外傷です．

口腔内所見では，歯周疾患に移行すると，支台歯の動揺や骨縁下ポケットの形成，さらに，排膿や出血などがみられます．

→ ローリングによる義歯の動揺は，支台歯を傷害する元凶です．

義歯を動かないようにする，ということは，これまでの説明で明らかなように，顎骨の吸収を少なくすることによって，義歯床や支台装置の破壊を防止したり，支台歯の咬合性外傷の発症を防ぐためです．

咬合性外傷の発症メカニズムについては，『Occlusion』（学建書院，2015），『咀嚼・咬合論』（学建書院，2009）をご参照下さい．

対策　ピッチングの動揺を人工歯排列で防止する

ピッチングによる動揺を抑える方法は，図3・9に示すように──
→ 人工歯排列を，$\overline{4\ 5\ 6}$として，$\overline{7}$を咬合させないようにするか，排列しないようにすることです．

　最後臼歯が$\overline{6}$になることで，$\overline{6}$から顎堤に加わる咬合圧は，支点から近いため，$\overline{7}$から加わるより小さくなります．また，$\overline{6}$からの咬合圧は，大きな床面積で支えることから，骨の吸収はきわめて小さく押さえることができます．さらに，最後臼歯を$\overline{6}$にすることで，部分床義歯特有の咀嚼運動から，骨の吸収を抑えることができます．

　このことについて解説します．

　図3・10に示すように，義歯後端が沈むと，$\overline{5}$のレストを支点として$\overline{4}$の人工歯は浮上します．この浮上の動きの模式図を図3・11に示します．支点から$\overline{6}$と$\overline{4}$は同じ距離，$\overline{7}$は，$\overline{6}$の2倍とします．$\overline{7}$が最後臼歯の場合，$\overline{7}$が1mm沈下すると，$\overline{4}$では0.5mm浮上します．ところが，$\overline{6}$が最後臼歯の場合では，$\overline{6}$が1mm沈下すると，$\overline{4}$は1mm浮上することになります．

　つまり，最後臼歯が支点に近づくにつれて，その沈下量に対して，支点から反対にある人工歯やクラスプの浮上の度合いが大きくなります．すると，咀嚼運動では，どんなことが起こるのでしょうか．

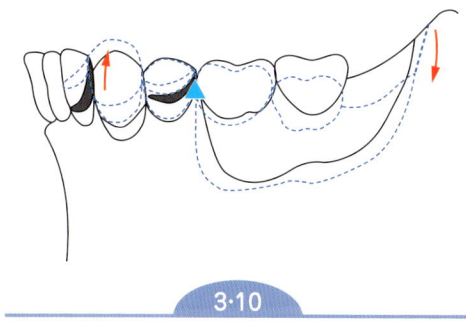

3・10

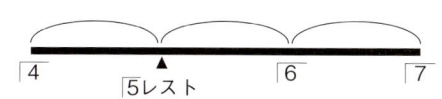

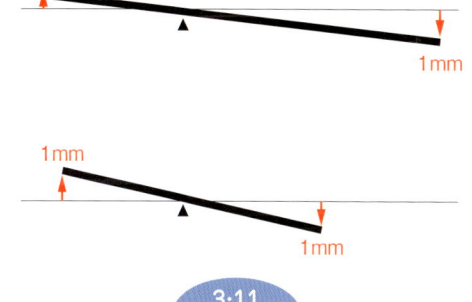

3・11

部分床義歯特有の咀嚼運動

図3・12に示すように──
→ 閉口すると，浮上した$\overline{4}$と対合歯が接触することから，$\overline{4}$を押し下げる力が働きます．
→ すると，その力は，レストを支点としたシーソー運動で，人工歯の$\overline{6}$を持ち上げる力となり，この力が咬合力として働きます．

　$\overline{6}$を持ち上げる力は，$\overline{4}$を押し下げる力と同じです．このときの$\overline{6}$の咬合力は，顎骨の吸収のないときと同じ力になります．したがって，顎骨が吸収して義歯ががたついても，咀嚼はできることになります．

　一方$\overline{7}$が最後臼歯の場合，$\overline{7}$に$\overline{6}$と同じ押し上げの力を発生させようとすると，$\overline{4}$には先の2倍の咬合力を加えなければなりません．しかし，この力を発生させることはできません．最後臼歯が$\overline{7}$になると，顎骨を押さえつける咬合力のほうが大きくなり，骨の吸収を招くことになります．

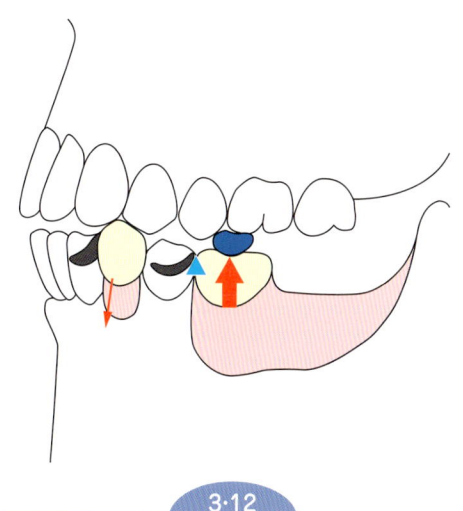

3・12

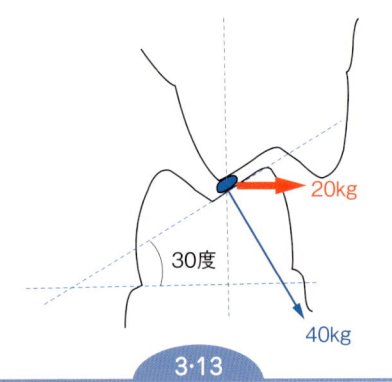

3・13

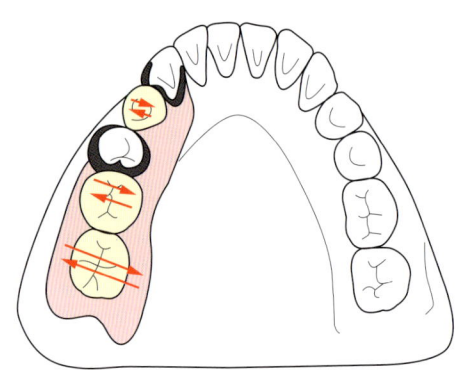

3・14

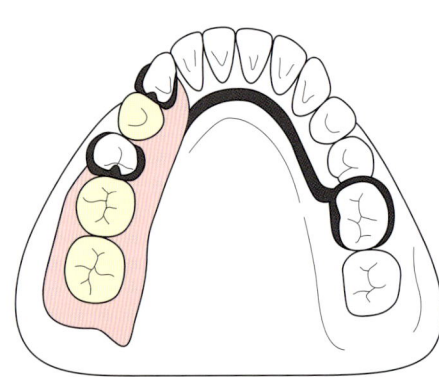

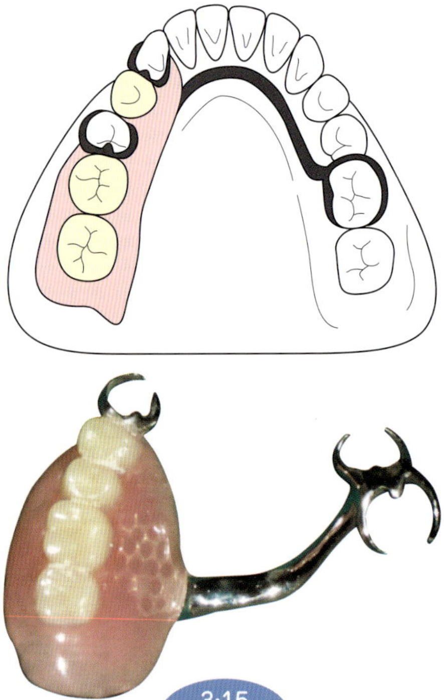

3・15

部分床義歯特有の咀嚼運動の問題点

このような部分床義歯特有の咀嚼運動には，大きな問題があります．それは，図3・12でもわかるように──

→ 義歯床に強烈なたわみをもたらすことから，床用材の物性疲労を招き，義歯床の破折の原因になります．

金属床でも破折が起こるのは，このような運動が原因となる場合があります．また──

→ 支台歯は，レストからの強烈な咬合圧によって圧下します．

→ つまり，顎骨の吸収は押さえられても，支台歯の圧下を招くことになります．

このような問題点はあるものの，最後臼歯を $\overline{7}$ から $\overline{6}$ にすることによって，顎骨の吸収は小さく押さえられることになります．

そこで，部分床義歯特有の咀嚼運動がはじまる前に，義歯床のリベースを行う必要があります．リベースの間隔は，最後臼歯が $\overline{6}$ と $\overline{7}$ では格段に異なるのです．

対策　ローリングの動揺を咬合様式で防止する

ローリングの動揺は，どのくらいの力で支台歯を圧迫するか

図3・13に示すように，咬合面傾斜角度が30度の人工歯を用いるとします．

咀嚼では，食品が常に咬合面の中央に置かれているとはかぎりません．図のように斜面の途中に付着して，これを破砕しなければならないことがあります．このとき，食品に咬合力の40 kgが加わると，人工歯には，図に示すように20 kgの力が側方ベクトルとして発生します．

→ この20 kgが回転力となり，その力はクラスプの把持によって，すべて $\overline{5}$ にかかります．

クラスプは $\overline{3}$ にも装着されているので，これが回転力を止める働きをすると思われるかも知れません．しかし，義歯は，$\overline{3}$ のクラスプを頭として，図3・14に示すように魚尾状運動をするため，ローリングの動揺を止める効果はまったくありません．

従来のローリング防止法

図3・15に示すように──

→ 反対側にクラスプを装着し，バーなどで連結してローリングを防止する方法です．

この方法で，たしかに動きは抑えられるように思われます．しか

し，義歯を動かす力がなくなったわけではなく，咀嚼のたびに発生していることに変わりはないのです．この方法は，いわば力ずくで動きを抑えているのです．

したがって，月日が経ってクラスプや義歯床が緩んでくると，義歯の動揺は大きくなり，やがて，強烈な側方圧は支台歯や支台装置に障害を及ぼすことになります．

著者のローリング防止法
➡咬合様式を，リンガライズドオクルージョンとグループファンクションに整えます．

著者の提唱するリンガライズドオクルージョンとは，図3・16に示すように，平坦な下顎臼歯咬合面に，上顎臼歯の舌側咬頭を1点で咬合させるものです．また，グループファンクションとは，どのような側方滑走運動を行っても，図3・17に示すように，直径2〜3mmの円形の範囲しか接触しないようにする咬合様式です．

この咬合様式を，天然歯と人工歯を含む全臼歯に付与すると，ローリングの動きはほとんど防止することができます．

リンガライズドオクルージョンとグループファンクションの詳細については，提言9で解説します．

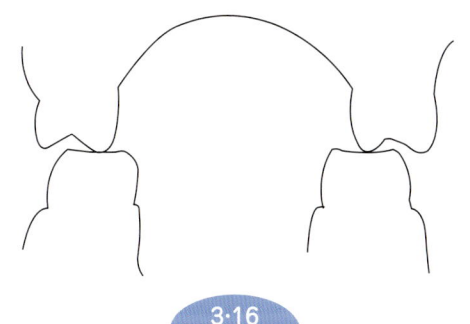
3・16

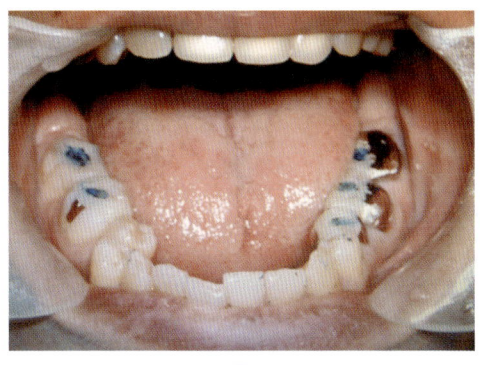
3・17

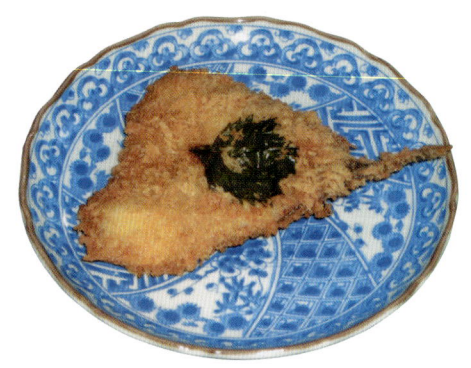

3・18

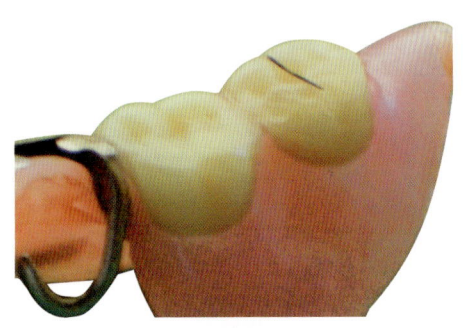

3・19

原則2　残存歯や支台歯の圧下を防止する

1　小さくて硬い食品を破砕する

　たとえば，図3・18に示すような鯵フライの小骨を噛み砕くことを想定します．小骨の太さを200〜300ミクロンとします．左側の義歯側で，図3・19に示すように人工歯の $\overline{7}$ で小骨を破砕しようとすると——

→義歯床がわずかでも沈下すると，小骨に全咬合力を加えることができないため，破砕できません．

　そこで，人工歯では噛みにくいので，天然歯の $\overline{5}$ で破砕することになります．右側の天然歯で加えた咬合力と同じ力を，左側の $\overline{5}$ に加えるとどうなるでしょう．咬合力は小臼歯の1歯では，とても支えることはできません． $\overline{5}$ で噛もうとしても無意識に止めてしまいます．

　しかし，ときには無意識に噛み込んでしまうことがあります．すると一過性とはいえ，大きな咬合力が $\overline{5}$ に加わることになり，鈍痛を感じることがあります．このようなことが繰り返されて，長い年月のあいだに $\overline{5}$ は徐々に圧下するのです．

2　右側の天然歯で小骨を砕くと，顎ではどんなことが起こるのか

　小骨を天然歯の $\overline{6|}$ の咬合面に置いて，40 kgの咬合力を加えるとします．すると，顎では，どんな現象が起こるのでしょうか．

　図3・20に示すように，右側の天然歯が小骨に触れたときは，左右の臼歯は，ともに200〜300ミクロンだけ開いています．ここで，小骨を破砕するため咬合力が加わると，下図のように——

→非作業側の左側の顎はもち上がり，上下顎の臼歯は接触します．非作業側でありながら咬合接触するのです．

　なぜなら，左右の咀嚼筋は同じ咬合力で収縮するので，左側の顎はわずかに引き上げられるからです．食品が硬くて小さいものであればあるほど，非作業側の歯は接触します．

この現象を，咬合力学的にみると

→右側で硬い食品を噛み潰そうとすると，左側の非作業側を触れさせることによって，ここに固定点を置くことになります．
　すると——

→左右の咀嚼筋は，より大きな収縮力が発揮でき，結果的に小骨に大きな咬合力を加えることができるようになります．

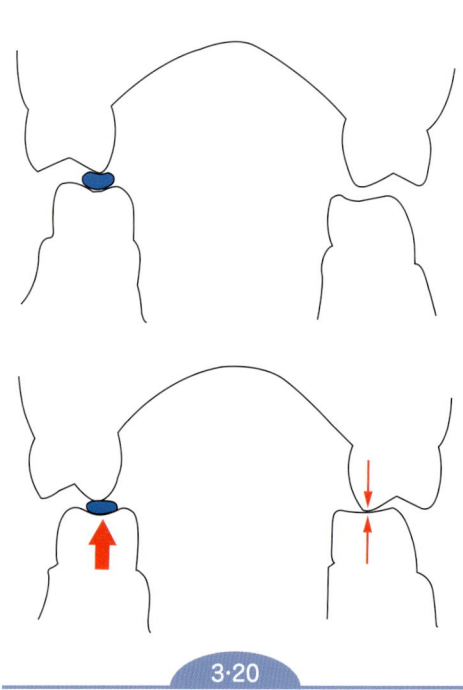

3・20

右側の咀嚼筋は，小骨の破砕のための咬合力となります．左側の咀嚼筋の咬合力は，小骨に加える咬合力がずれないように，固定点を確保する力として働きます．

右側の天然歯で小さくて硬いものを噛んだとき，左側の|5 は咬合接触します．したがって，支合歯の|5 には，かなりの咬合力がかかります．本来，咬合力は大臼歯で負担しますが，左側臼歯は|5 しかありません．そこで，咬合力は|5 のみで支えなければなりません．日々の咀嚼によって|5 は少しずつ圧下させられることになります．

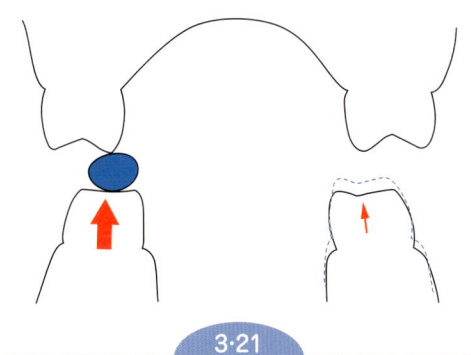

3・21

大きな食品の破砕では，顎はどのように運動するのか

大きな食品では，非作業側の歯は接触できません．大きな食品の破砕は，図3・21に示すように，作業側だけで咬合力のバランスをとる必要があります．そのため，硬いものを噛み潰すときには，何度も噛み直しをしてバランスをとりながら，最大咬合力を加えることになります．したがって，このような食品の咀嚼は，義歯側ではなく天然歯側で噛むことになります．

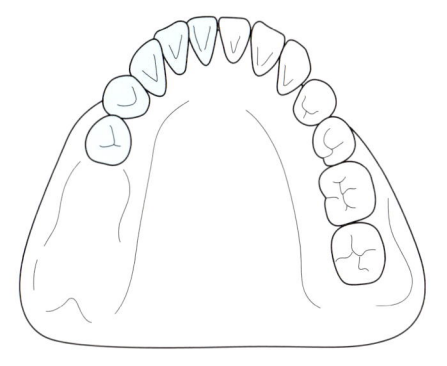

3・22

対策　孤立歯はブリッジとし，義歯床は最小限にする

|5 の圧下を止める
→ ③④⑤ のブリッジにすることです．

こうすることによって，|5 に加わる咬合圧は，|3 でも負担することになります．この治療によって|5 の圧下の現象は，完全とはいえませんが，かなり防止できます．

可能ならば，図3・22に示すような ①②③④⑤ のブリッジにすると，さらに安定します．その理由は——
→多くの支台歯によって|5 に加わる垂直の咬合圧が分散されて小さくなるからです．

さらに，このブリッジは，図3・23に示すようにL型になります．
→L型のブリッジは，義歯のローリングによる動揺を完全に抑えることができます．

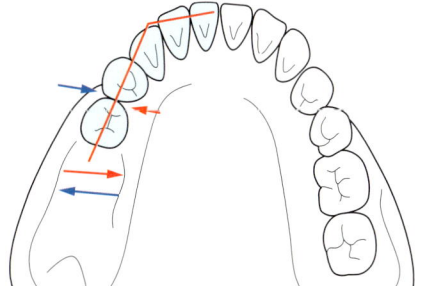

3・23

図3・24に示すようなブリッジとの複合設計による|6 7 欠損の義歯は，真に長期にわたって安定した咬合を保つことができます．

ここで新たな問題が発生します．それは，|6 7 の部分床義歯です．このような部分床義歯は，患者さんに使ってもらえないことが多いのです．

なぜ，「|6 7 の義歯は使いにくいか」については提言1で，その

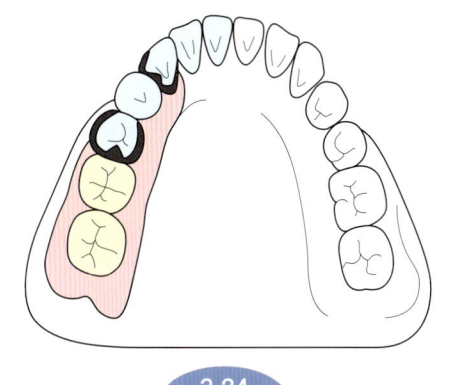

3・24

対策については提言5で解説します．

原則3　咀嚼側と非咀嚼側を分ける

図3・25に￤4 6 7の部分床義歯を装着した咬合面を示します．上顎はすべて天然歯とします．

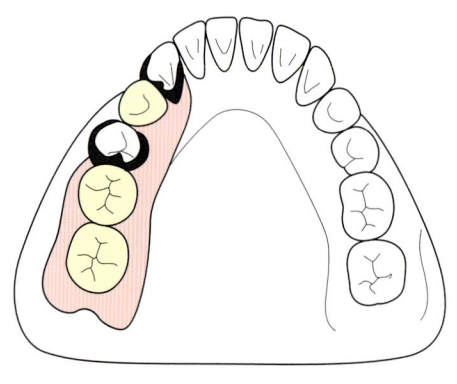

3・25

左右側で，咀嚼のしやすさを比較する

義歯側で，硬い食品の破砕には，右側と同じ大きな咬合力を加えることはできません．

→どちらか1側の咬合力が反対側より劣ると，大きな咬合力を加えられる側，すなわち，噛みやすいほうで咀嚼するようになります．

図に示すような義歯では，必ず右側を作業側として咀嚼するようになります．図3・26に示した義歯の咬合は，左側は天然歯と天然歯，右側は人工歯と天然歯です．このような義歯を装着した患者さんの咀嚼側は，常に左側になります．このように——

→残存歯が左右で異なる部分床義歯の咀嚼側は，左右いずれかに決まるのです．

このことをふまえて，咬合の長期安定をはかるためには，どのような対策をしたらよいのでしょうか．

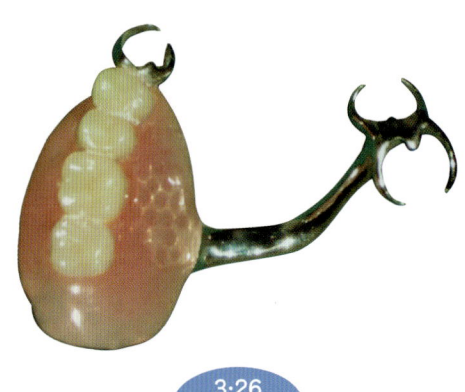

3・26

**対策　咀嚼側と非咀嚼側を分けて指示し，
　　　定期検診によって咬合の狂いをチェックする**

部分床義歯を装着した患者さんでは，上述したように咀嚼側が決まってきます．また，早期に咬合の狂いが生じてきます．このような患者さんには，常に定期検診を行って咬合状態をチェックする必要があります．咬合に異常が認められたら，早期にリベースを含めた咬合調整を行うことしか，義歯を長く安定させる手立てはありません．

咬合調整とは，早期接触部の削合だけでなく，咬合の低い部位に光重合レジンを添加して咬合を整えることも含みます．そして，咬合が安定したら，レジンの添加部を，レジンより磨耗の少ない材料に置き換えることが必要です．

→部分床義歯を装着したら，両側で咀嚼するように指導することは，まったく意味のないことです．

→そればかりか，残存歯には無用な咬合圧を加えることになり，やがて支台歯を失うことになります．

では，部分床義歯は，なんのために装着するのか，という疑問がうかびます．義歯の装着は，咀嚼や会話の機能回復のためには，いうまでもないことですが，ここではそれらの機能を回復するための義歯の役割について考えてみます．

部分床義歯を装着する意義
① 咀嚼運動をスムーズに行うため
咀嚼運動の終末位は中心咬合位で停止します．このとき，左右のセントリックストップが安定していないと，咀嚼運動がスムーズに行われません．
② 粉砕運動を効率よく行うため
咀嚼運動には，粉砕運動（従来のすりつぶし運動）とよばれる，唾液と食片を攪拌する運動があります．この粉砕運動を効率よく行うためには，左右側に臼歯が存在し咬合していることが必要です．
③ 嚥下運動をスムーズに行うため
嚥下運動でも，両側臼歯の存在と安定した咬合によって，嚥下をスムーズに行うことができます．さらに，誤嚥を防ぐことになります．
④ 発音や会話の機能を回復する
前歯や小臼歯部の義歯による補綴は，発音や会話の機能を回復します．さらに，審美性の回復に寄与することにもなります．
部分床義歯の装着は，これらの役目を担っているのです．

これまで説明したような基本的な原則と対策によって，義歯の咬合を長期に安定させることができるようになるのです．

4

義歯作製への31の提言

提言 1　$\overline{67}$ 欠損の義歯は，使用するのがむずかしい

　　図 4・1・1 に，$\overline{67}$ 欠損の部分床義歯を示します．
➡このような義歯は，患者さんに使ってもらえません．

　義歯をつくったものの，食事のときは，はずしていることが多く，そのうちに紛失してしまいます．その理由は，図 4・1・2 に示すように，咀嚼時に発生する義歯の動揺のためです．義歯の動揺は，$\overline{45}$ のクラスプでは止めることはできません．咀嚼するたびに，義歯がグニャグニャ動いて安定しないのです．

　次に，$\overline{5}$ にはレストがありません．$\overline{67}$ にかかる咬合圧は，40〜50 kg になります．この咬合圧を，小さな義歯床ではとても支えることはできません．

　このような理由から，この義歯は，患者さんにとって邪魔なだけで使えないのです．患者さんが，このような義歯を嫌う，もう 1 つの理由があります．それは──

➡$\overline{5}$ が存在することで，左右の咬合バランスをはかることができるのです．

　咬合バランスは，中心咬合位において左右側の全臼歯が咬合接触することではかることができます．しかし，右側に全臼歯が存在すれば，反対側の左側は $\overline{567}$ のうちの，いずれか 1 歯あれば一過性に咬合バランスがはかれます．このことによって，咀嚼運動は，義歯とは反対の右側を咀嚼側として十分行うことができます．しかし，そのまま経過すると，やがて，$\overline{5}$ は圧下して咬合に狂いが生じてきます．

　同じ欠損義歯でありながら，図 4・1・3 に示す義歯は，患者さんが装着して咀嚼を行っています．その理由は，右図にみられるように，上顎右側大臼歯は $\overline{6|}$ のみで，これが $\overline{65|}$ に咬合しています．

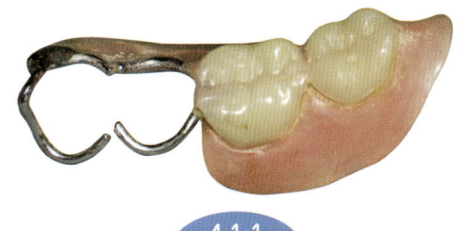

4・1・1

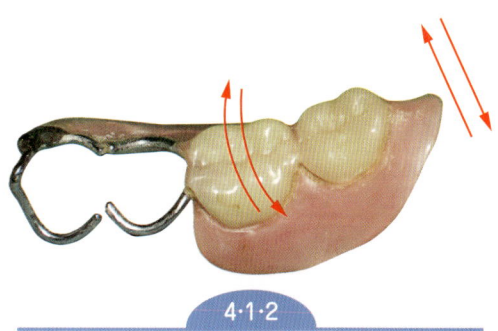

4・1・2

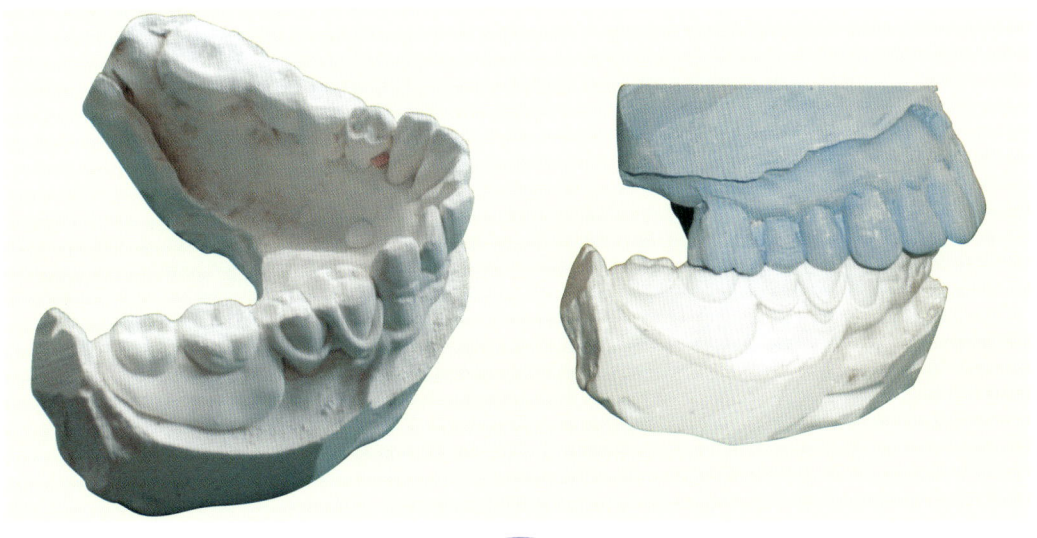

4・1・3

このような咬合は，咀嚼しても義歯は動かないことから安定します．したがって，邪魔にならないのです．

ところが，**図4・1・4**に示す義歯になると，様相はガラリと変わります．$\overline{5}$が存在することで咬合が安定するのです．
→ $\overline{5}$ は人工歯ですが，存在することよって咬合が安定します．
　その理由は——
→ $\overline{5}$ の沈下は，$\overline{4}$ のレストによって支持されるため，$\overline{5}$ は天然歯と同じ歯根膜感覚を得ることができるようになるからです．

この義歯の欠点と対策

　この義歯には，ローリングに対する対策がなされていません．その対策は，**図4・1・5**に示すように，反対側の $\overline{4\ 6}$ にクラスプを装着し，床で連結することが必要です．なぜ，床で連結するかは，提言4で解説します．また，**図4・1・4**の $\overline{7}$ の排列位置は義歯床後端と一致しています．$\overline{7}$ から咬合圧がかかると，痛みや顎堤の吸収を引き起こします．対策は，図に示すように義歯床の後端をレトロモラーパッドまで確実に伸ばしたうえで，$\overline{7}$ を排列せずに，最後臼歯を $\overline{6}$ までにします．この患者さんの咬合平面は $\overline{6\text{-}4|4\text{-}7}$ となります．この咬合平面で咬合が成立することに関しては，提言10および提言12で説明します．

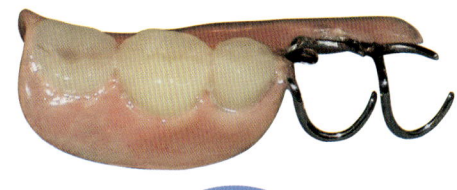

4・1・4

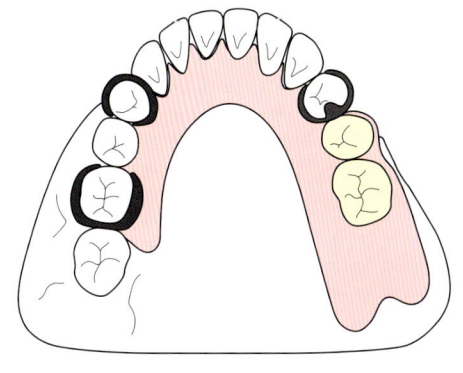

4・1・5

19

提言 2　4-7 欠損の義歯は，咬合の長期安定がむずかしい

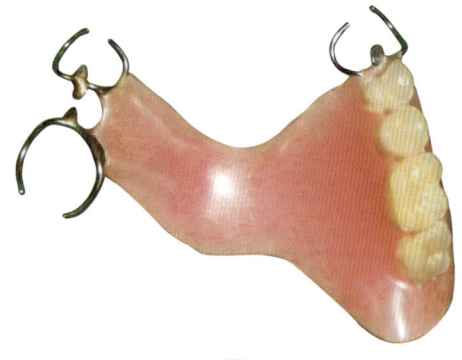

4・2・1

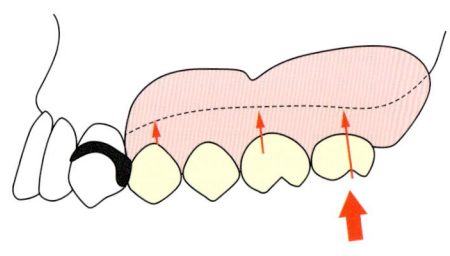

4・2・2

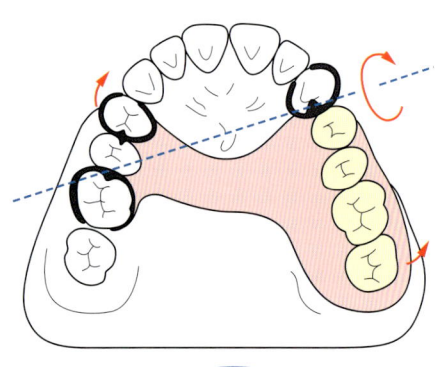

4・2・3

図4・2・1に，4-7欠損の部分床義歯を示します．
→このような片側遊離端義歯は，咬合の狂いが早期に発生します．

その理由を説明します．図4・2・2に，義歯床と粘膜面との関係を示します．日々の咀嚼によって，少しずつ 7 部の顎堤が吸収されると，義歯は動揺するようになります．

→義歯の動揺は，7 部から加わる咬合力によって，図4・2・3に示すように，6 3 を結んだ線を軸として回転運動をするようになります．

7 の咬合力から発生する義歯床の沈下に抗するのは，4 に装着したクラスプの維持作用になります．すなわち，4 のクラスプは，その維持作用を利用して止めようとするのです．では，4 の維持作用として必要な力はどの程度でしょうか．

7 の咬合力を 40 kg とすると，4 にかかる力は，回転軸とクラスプの距離から計算すると 120 kg 近くにもなります．もし，4 の維持力が完全であるとすると，この力は 4 を引き抜く力として働きます．この力にはとても耐えられません．また，義歯床の破折が起こります．

では，なぜ 4 は抜けてこないのでしょうか．それはクラスプが歯面上を滑って抜けるためです．

この義歯を長期にわたって使用すると，7 部の顎堤は徐々に咬合圧で吸収されます．その現象は，4 のクラスプが，歯面上を上下に滑る動きとして現れることになります．

遊離端の動きを，できるだけ小さくするには

それは，図4・2・4に示すような 7 3 にクラスプを設計した義歯です．この義歯で，7 に加わる咬合力を止めることができるでしょうか．

図に示すように，咬合力の加わる 7 と，その力に抗しようとする 3 のクラスプの位置は，回転軸からほぼ等距離になります．この場合，7 に加わる 40 kg は，維持が完全なら，そのまま 3 を引き抜く力として作用します．この力にも 3 は耐えられません．

これまでの説明でおわかりのように──
→ 遊離端義歯では，人工歯からの咬合力を顎堤に加わらないように維持装置で止めることは，絶対に不可能です．

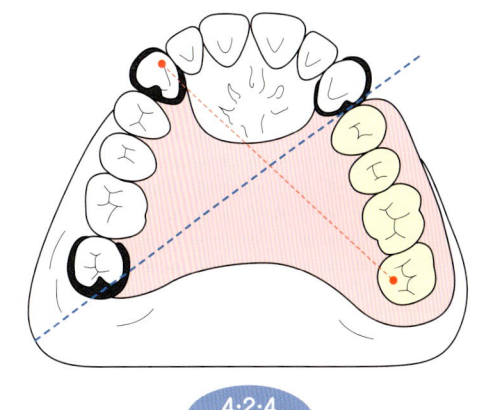

4・2・4

したがって，このような義歯，とくに，下顎義歯では，最後臼歯を |7 から |6 にすることによって，顎骨の吸収をかなり少なくすることができます．そして，義歯床は図のように大きくすることが必要です．それでも使用するにつれて，顎骨は咬合圧によって少しずつ吸収され，左右の咬合接触に狂いが生じることになります．すなわち，咬合の安定を長期にわたって維持するのがむずかしい症例です．このことは，たとえば 4-7| 欠損の下顎義歯でもまったく同じです．

著者は，上顎の義歯では，義歯床面積は広いため臼歯は |7 まで排列するようにしています．また，最後臼歯を |6 にする場合には，対合歯の |7 の挺出に対する処置が必要です．片側遊離端義歯の安定を保つには，これらの対策とともに定期検診を行って，顎堤の変形に合わせてリベースや咬合調整をする以外に手立てはありません．

提言 3　7-4|4-7 欠損の義歯は，難症例になることがある

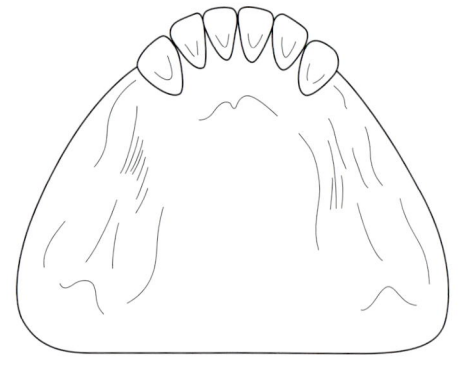
4・3・1

図 4・3・1 に 7-4|4-7 欠損の顎堤を示します．
→ このような欠損の部分床義歯は，難症例になることがあります．
　咀嚼時に痛みが発生し，いくら調整しても取り除くことができない場合があります．

難症例になる顎堤は，事前に予測することができる

それは，図 4・3・2 に示すように——
→ 歯槽堤がカール状になっている場合です．
　図 4・3・3 は，無歯顎の患者さんですが，このようなカール状の顎堤は，全部床義歯でも難症例になることがあります．

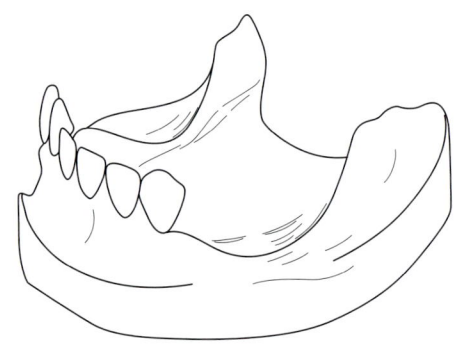
4・3・2

なぜ，難症例になるのか
　図 4・3・4 に示すように——
→ 硬い食品を咀嚼しようとすると，義歯床が顎堤の斜面に沿って前後に滑るからです．
　義歯の動きは，クラスプの把持によって止められると考えられるかも知れません．しかし，|3 のクラスプが線鉤の場合には，まったく役に立ちません．鋳造鉤の義歯でも後端が沈むと，図のようにクラスプは上方に滑って動きます．
　義歯床が咬合力によって微妙に動くと，義歯床面と粘膜面の位置がずれて，痛みが発生するのです．

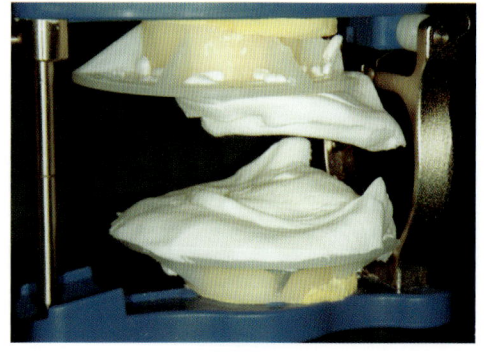
4・3・3

　ところが，図 4・3・5 に示す症例になると，それほど苦労することなく義歯を安定させることができます．それは，4| が存在するためです．義歯の前後移動は，4| のクラスプの把持と維持によって，ほぼ完全に止めることができます．この患者さんでは，4| の存在する右側が咀嚼側になり，安定して咀嚼ができるようになるのです．
　では，難症例と予想される義歯設計は，どのような点に配慮したらよいのでしょうか．

7‾-4|4‾-7 欠損の義歯を安定させるための設計上の要点

① 義歯床は，床タイプとすること．
② 3|3‾ のクラスプは，十分な強度（太さ）をもった鋳造鉤とすること．
③ 咬合は，6‾ 5 4|4 5 6‾ とし，7|7‾ は排列しないこと．
④ リンガライズドオクルージョンとグループファンクションの咬合様式にすること．
⑤ 咬合高径が高くならないこと．

床タイプの義歯床で作製する，ということは，前歯舌側は，リンガルバーではなく，図 4・3・6 に示すような義歯床で作製することです．その理由は，次の提言 4 で解説します．

適正な咬合高径の顎位については，提言 20 で解説します．また，提言 2 で述べた片側遊離端義歯の顎堤と同様に，両側遊離端義歯の顎堤も早い時期に咬合の狂いを生じます．こまめな定期検診と咬合調整が必要です．

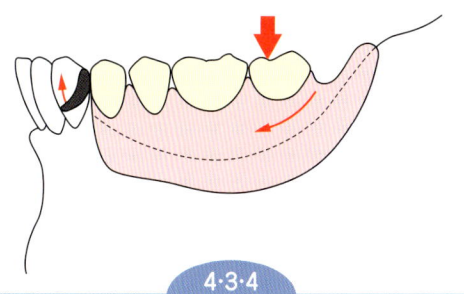
4・3・4

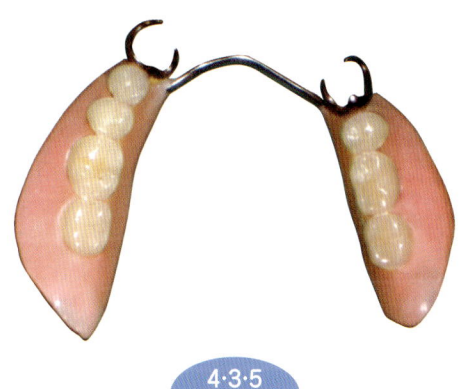
4・3・5

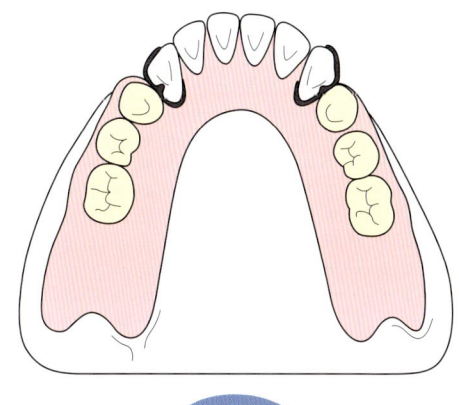
4・3・6

提言 4　両側臼歯欠損の義歯は，床タイプで安定をはかる

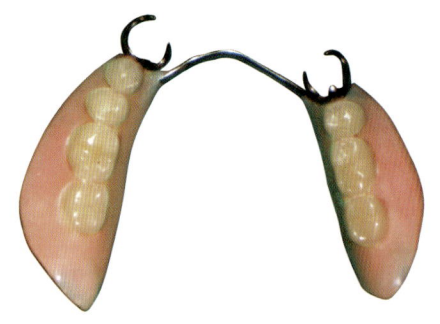
4・4・1

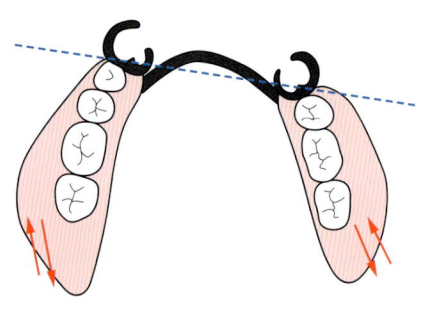
4・4・2

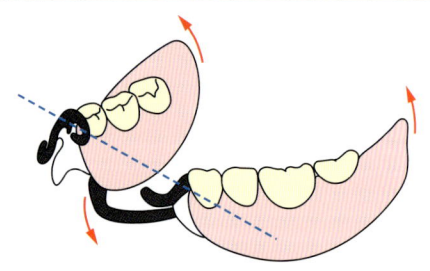
4・4・3

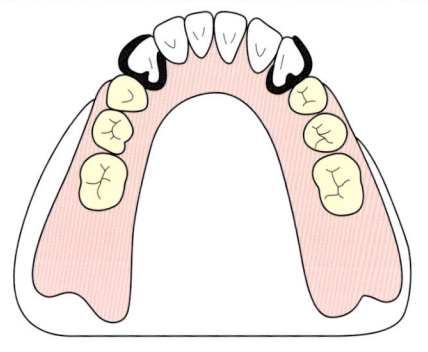
4・4・4

　図 4・4・1 に，再度，$\overline{7-5|4-7}$ 欠損の義歯を示します．
　この義歯は，$\overline{7-4|4-7}$ 欠損の義歯と同じふるまいをするので，この義歯について解説します．この義歯は，よくできているようにみえますが，致命的な欠点があります．それは，義歯後端の浮上に対する対策がなされていないことです．

なぜ咀嚼時に義歯が浮上するのか

　それは，図 4・4・2 に示すように──
→ 粘着性の食品を咀嚼すると，$\overline{4|3}$ のレストを結ぶ線を軸として，後端が浮上するからです．

　後端が浮上すると，図 4・4・3 に示すように，$\overline{4|3}$ を軸として義歯は回転し，リンガルバーは下方に沈むことになります．リンガルバーには，義歯後端の浮上を止める力はありません．したがって，この義歯で咀嚼すると後端が浮き上がり，きわめて安定の悪い感覚を受けるのです．

　$\overline{7-4|4-7}$ の部分床義歯は，どのような設計がよいか
　それは，図 4・4・4 に示すように──
→ リンガルバーを使用するのではなく，床タイプの義歯とすること，そして $\overline{7|7}$ を排列しないようにすることです．

床タイプの義歯の利点
① 前歯舌側を床とした義歯は，後端の浮上に対して抵抗して浮上を阻止する．
② 義歯床の面積が大きくなることから，バー設計の義歯より吸着作用が働く．
③ 義歯床は，義歯の脱落に対し維持作用を発揮する．
　（このことは，提言 18 で解説します）
④ 単位床面積あたりの咬合圧が小さくなるため，大きな咬合力を加えることができる．

　これらのことから，床タイプの義歯は非常に安定するのです．
→ 床タイプの義歯は，前歯部舌側の床形態は，図に示すように，歯頸部まで被うことが大切です．

24

このような床タイプの義歯をはじめて装着した患者さんは，舌側が邪魔になるといわれることがあります．そのときは，図4・4・5に示すように歯頸部を少しあけた床縁とします．しばらく使用すると義歯に慣れます．そうしたら，必ず即時重合レジンで，舌側床縁を歯頸部まで戻します．今度は，「邪魔になる」とは決していわれません．そして，義歯はより安定するようになります．

双歯鉤で，義歯後端の浮上は防止できるか

義歯後端の浮上は，図4・4・6に示すような双歯鉤で防止できるという考え方があります．しかし，これは完全に間違っています．その理由を説明します．

後端浮上時に義歯の回転の支点となるのは，4 3|3 4 隣接面の鉤体部です．図に示す双歯鉤のうちで浮上に抵抗するのは 4|4 の鉤腕先端です．3|3 の鉤腕は沈むので，まったく作用しません．

これは，図4・4・7に示すようなテコの原理で説明できます．|4 の鉤腕先端と支点の距離は，図に示すように，|7 と支点の距離のほぼ1/5しかありません．したがって，後端の浮上を止めるには，|4 の鉤腕先端の維持力は，浮上の力の約5倍が必要となります．この力はクラスプの維持が完全なら，|4 を引き抜く力になります．したがって，|7 の浮上を押さえることはできません．このことから──
→双歯鉤では，義歯後端の浮上を防止することはできません．

上顎 7−4|4−7 欠損の義歯を安定させる設計とは

このような欠損を補綴する義歯は，図4・4・8に示すように，3|3 にエーカースクラスプを装着し，口蓋全部を義歯床で被うことによって安定します．

上顎の最後臼歯は，7|7 を排列します．それは，義歯床面積が大きいため，顎骨の吸収はそれほど大きくならないためです．一方，下顎義歯の場合は，7|7 は排列しません．それは，義歯床が小さいからです．

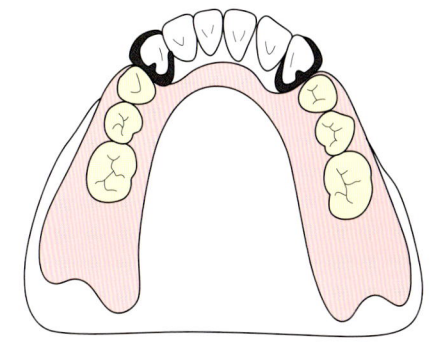
4・4・5

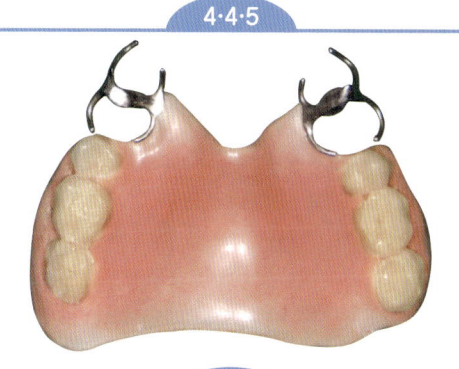
4・4・6

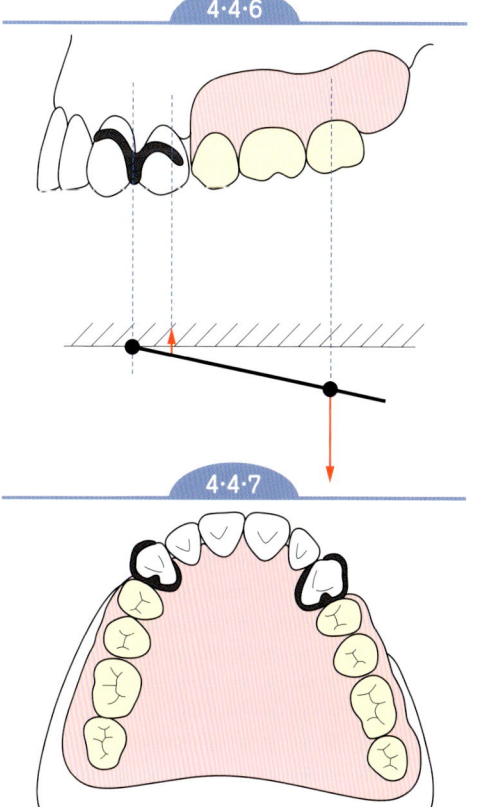
4・4・7

4・4・8

提言 5 歯根膜支持となる義歯は，ブリッジで補綴できる

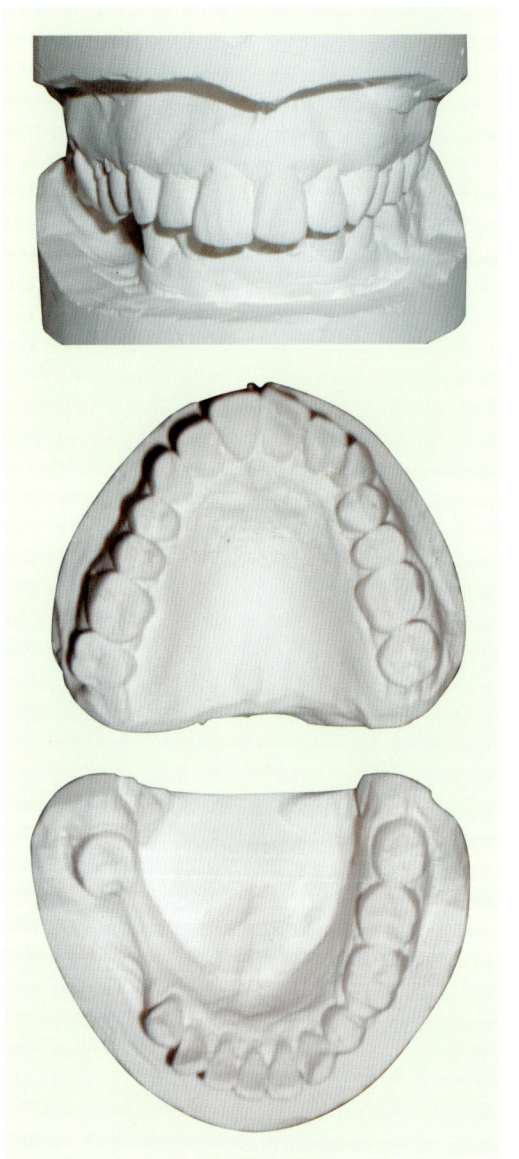

a

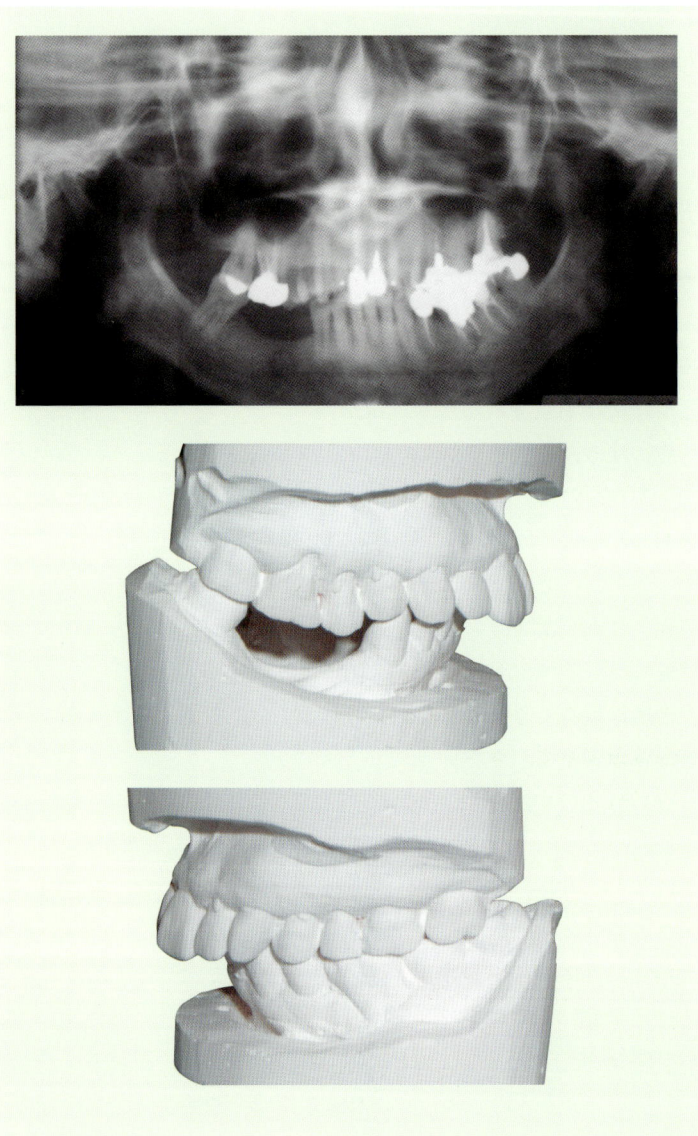

b

4・5・1

患者さんは，50歳代後半の女性です．主訴は，「義歯が痛くて咀嚼できない」というものです．図4・5・1に示すように，$\overline{654}$の欠損です．

患者さんによると，図4・5・2に示すような，$\overline{73}$線鉤の$\overline{654}$部分床義歯を装着したそうです．しかし，何度調整しても痛くて噛めないので放置して数年になるとのこと，近ごろ食事をするとき，左側の歯の違和感を自覚するようになったとのことでした．

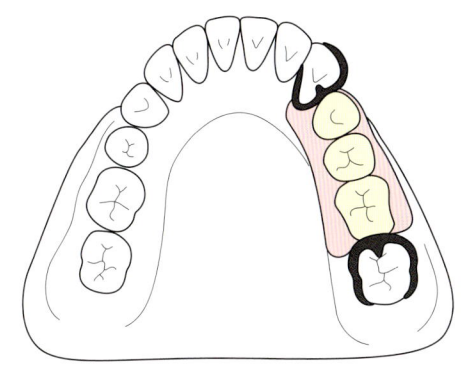

4・5・2

なぜ，この中間欠損の義歯は痛くて使えないのか

それは，$\overline{3}$のエーカースクラスプに原因しています．$\overline{3}$のレストは，図4・5・2でわかるように斜面の途中になります．
→ 大きな咬合力が加わると，$\overline{3}$のクラスプが開き，レストは斜面を滑って下方にずれます．すると，$\overline{4}$部の義歯床が歯肉に食い込み，痛みが発生します．

とくに，線鉤では支持作用はまったくありません．では，$\overline{3}$に鋳造鉤を装着し，舌面にレストシートを形成して支持を完全にすると，義歯は安定するのでしょうか．

図4・5・1，bに示すパノラマエックス線写真をみると，$\overline{3}$の骨植状態はよくありません．したがって，$\overline{7}$と$\overline{3}$の歯根膜支持では，咬合圧は負担できません．ということは，$\overline{⑦654③}$のブリッジも無理になります．さらに，この義歯にはローリング対策がなされていないことです．これも痛みの原因になります．

反対側にクラスプを装着し，義歯床で連結すれば痛みが多少抑えられたかもしれません．しかし，$\overline{3}$の骨植状態の悪いことは，クラスプの装着に致命的な障害となっているのです．したがって，この欠損に部分床義歯を設計することには無理があります．

左側の歯の違和感は，なぜ発生するのか

咀嚼時に，左側の歯に違和感を自覚したことについては，図4・5・1，bの下図に示す左側面をみるとわかります．
→ $\overline{67}$は$\overline{5}$の欠損によって近心傾斜しています．
→ このような咬合状態で強烈な咬合圧がかかると，$\overline{67}$を近心に傾斜させようとする力が働きます．

この力によって$\overline{67}$は違和感を訴えることがあるのです．

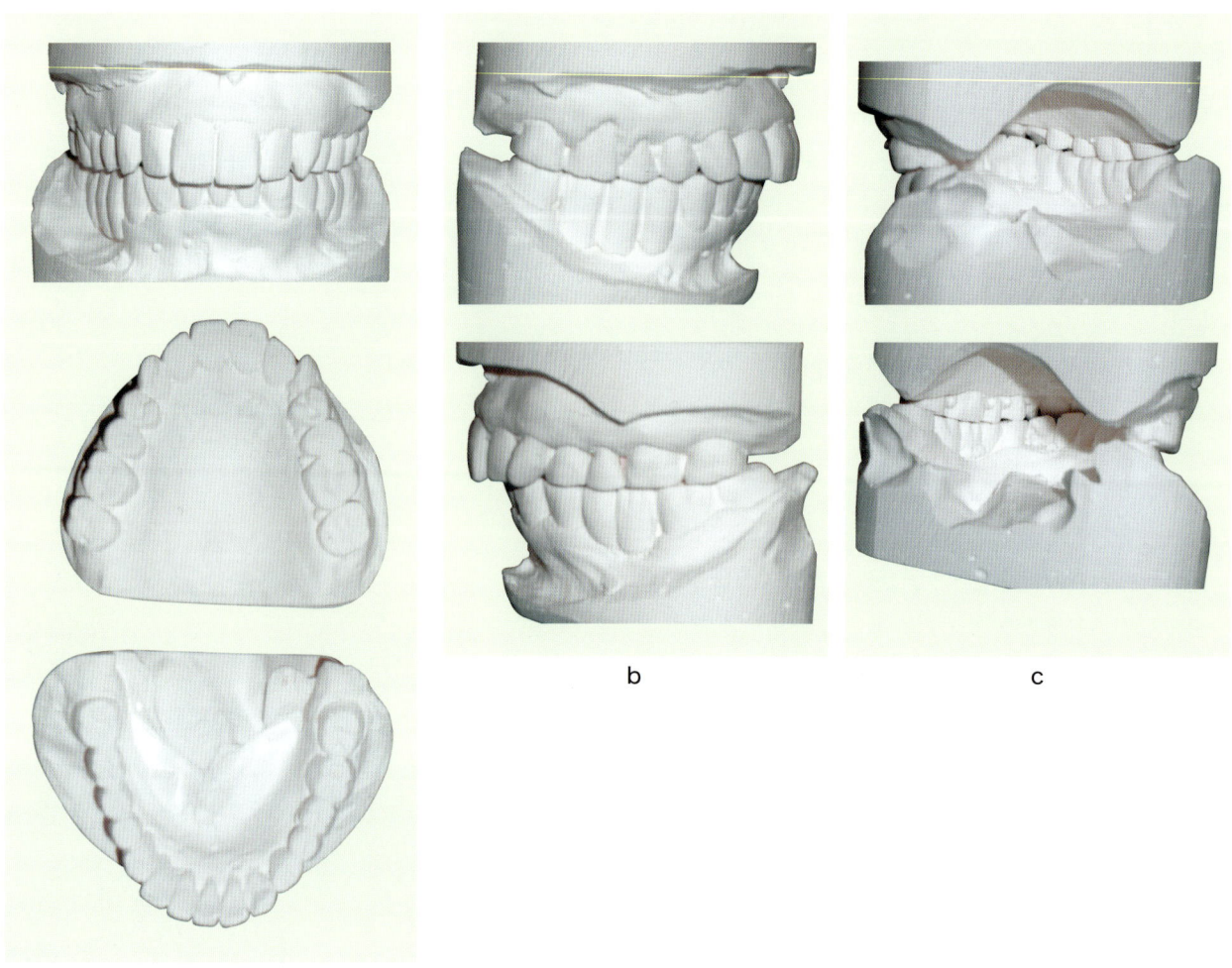

a

b

c

4·5·3

著者が行った治療

部分床義歯に替えて，⑦6 5 4 ③②① のブリッジを設計しました．③②① を支台歯にしたのは，エックス線写真で判明したように，③ の骨植状態がよくないためです．

治療の完了した模型の写真を，**図4・5・3** に示します．上顎 6̄ 5̄ の挺出した歯は，再治療によって正常な咬合平面に回復しました．

左側下顎 4̄ 6 7 は，連結冠で固定しました．近心傾斜した 6̄ 7 は，近心の 4̄ と連結することによって，咬合力による傾斜を防ぐことができます．したがって，咀嚼時の違和感も消失します．

このように——

➡ 中間欠損の補綴治療には，部分床義歯にできない場合があります．しかし，ブリッジによる補綴は，支台歯を多くできることから，治療が可能になります．

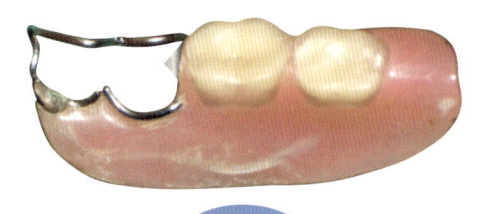

図4・5・4 に示す 7̄ 6̄ 欠損の義歯は，提言1で述べたように，患者さんになかなか受け入れてもらえないことは説明しました．この義歯について，もう一度考えてみます．

この義歯で，真に咀嚼に関与するのは——

原則でも述べたように，人工歯の 6̄ だけが真に咀嚼に関与する歯です．6̄ の咬合圧は 5̄ の歯根膜で支持しています．この義歯の支持様式は，歯根膜支持となります．

したがって，この欠損補綴には，**図4・5・5** に示すような 6̄5̄4̄③②① や 6̄5̄4̄③② ，または 5̄ 4̄ 3̄ の骨植がよほどよければ，6̄5̄4̄③ のブリッジによる治療が可能となります．

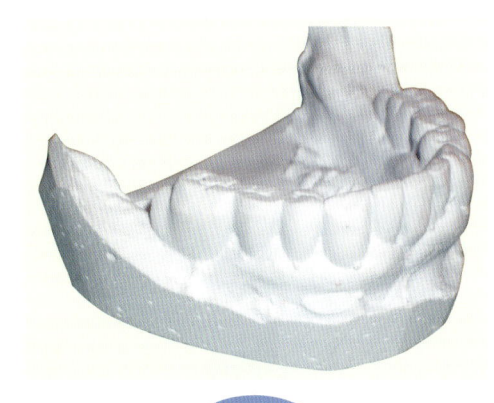

このようなブリッジを装着する場合には，上顎の 7̄ 6̄ は連結しておく必要があります．

また，6̄5̄4̄ や 7̄6̄5̄4̄ のブリッジは，絶対に成り立ちません．詳細は，『Occlusion』（学建書院，2015），『咀嚼・咬合論』（学建書院，2009）をご参照下さい．

提言 6 中間欠損は，可能なかぎりブリッジで補綴する

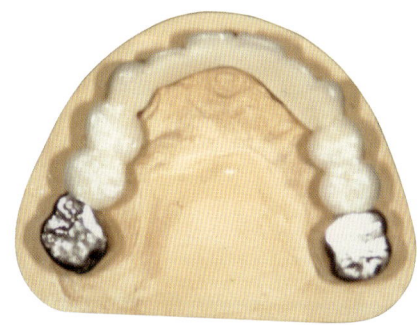

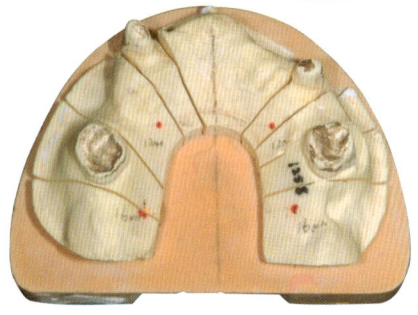

　患者さんは，50歳代後半の女性です．
　図4・6・1に ⑥54③21|123④5⑥ のフルブリッジの補綴物と作業模型を示します．わずか4歯の支台歯で，なぜブリッジが可能なのか，本提言は，このことについて解説します．部分欠損を補綴する場合に，著者の行う原則があります．それは──

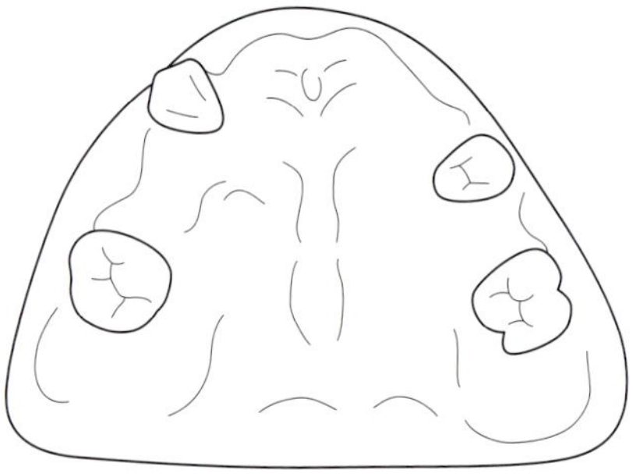

→欠損部を分割して，まず，ブリッジで補綴できるかどうかを考えます．

　このことを，症例をとおして説明します．上顎残存歯の状態を，図4・6・2に示します．この欠損の補綴治療で考慮することは──

❶ 最後臼歯を，7|7 まで延ばすかどうかです．
　その判断は，下顎の残存歯で決定します．図4・6・3でわかるように 65|456 はインプラントで補綴され，右側は 7| がない状態になっています．そこで，上顎の臼歯は 6-4|4-6 で補綴することにします．咬合は 6-4|4-6 / 6-4|4-6 で成り立つことは，提言10で解説します．

❷ |5 の欠損補綴について考えます．
　この欠損を，図4・6・4に示すように，全顎で |5 のみの欠損と仮定すると，その補綴は，|④5⑥ のブリッジが最善となります．

❸ 54| の欠損補綴について考えます．
　この欠損については，図4・6・5に示すように 54| の欠損とすると，⑥54③ のブリッジで補綴することができます．

❹ 最後の 21|123 の前歯部補綴について考えます．

4・6・1

4・6・2

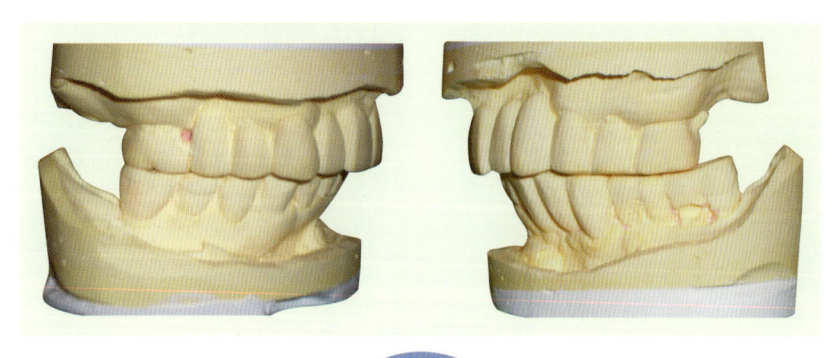

4・6・3

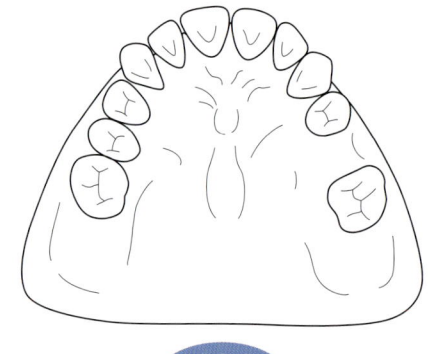

4・6・4

4･6･5

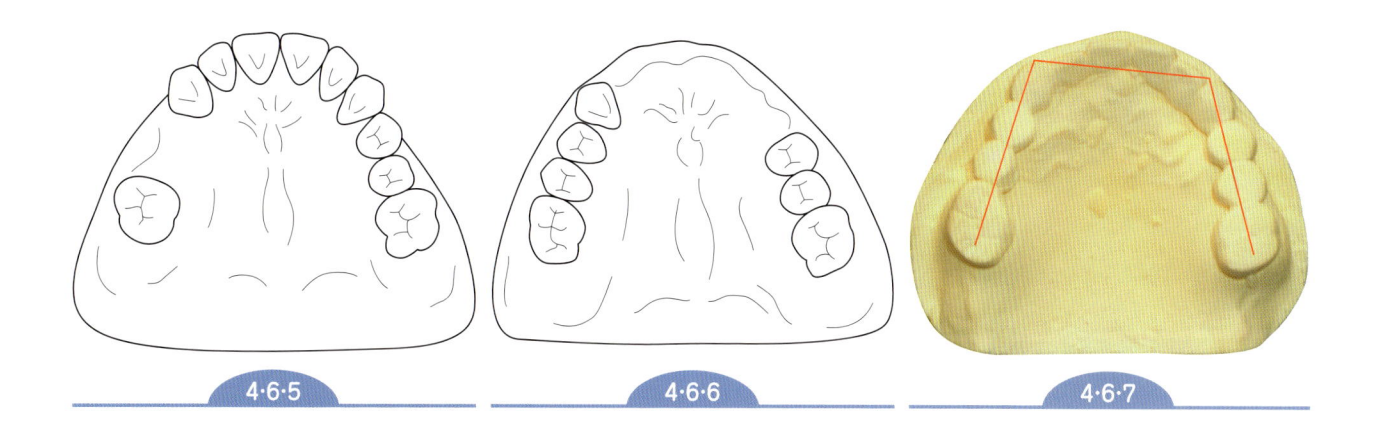

4･6･6

4･6･7

　この欠損は，図4･6･6に示すように，③2 1｜1 2 3 ④⑤ の
ブリッジで成り立ちます．このうちの③と④は，それぞれ後
方のブリッジと支台歯が共有することになります．また，⑤は
欠損していますが，④⑤⑥のブリッジで補うことができます．
　そこで共有する支台歯を結べば，⑥5 4 ③2 1｜1 2 3 ④5 ⑥
のフルブリッジが可能になります．

　このブリッジの利点は，図4･6･7に示すように，コの字型になっ
ていることです．この形態のブリッジは，垂直方向，水平方向の力
に抵抗できる強固な補綴物となります．
　アンテリアガイダンスや側方滑走運動のガイドなどは，著者の理
論では，まったく必要ありません．そこで，上記のフルブリッジの
咬合は成立し安定することになります．
　現在，装着して2年5か月になりますが，咬合の狂いはまったく
みられません．

　図4･6･8に示す患者さんは，60歳代前半の女性です．5本の支
台歯で ⑥5 4 3 2 ①｜1 2 ③④5 6 ⑦ のフルブリッジが装着されて
います．
　この患者さんの咀嚼側は常に左側です．患者さんによると，右側
で噛もうとすると不安で噛めないが，左側ではまったく違和感なく
食事ができるとのことでした．左右側の咬合は，中心咬合位でのみ
咬合接触するようになっています．
　このブリッジは，装着して7年になりますが，半年に一度の咬合
の微調整をするだけで，異常はみられません．咀嚼側が左右いずれ
か1側でも，咬合が安定することは提言3で述べたとおりです．

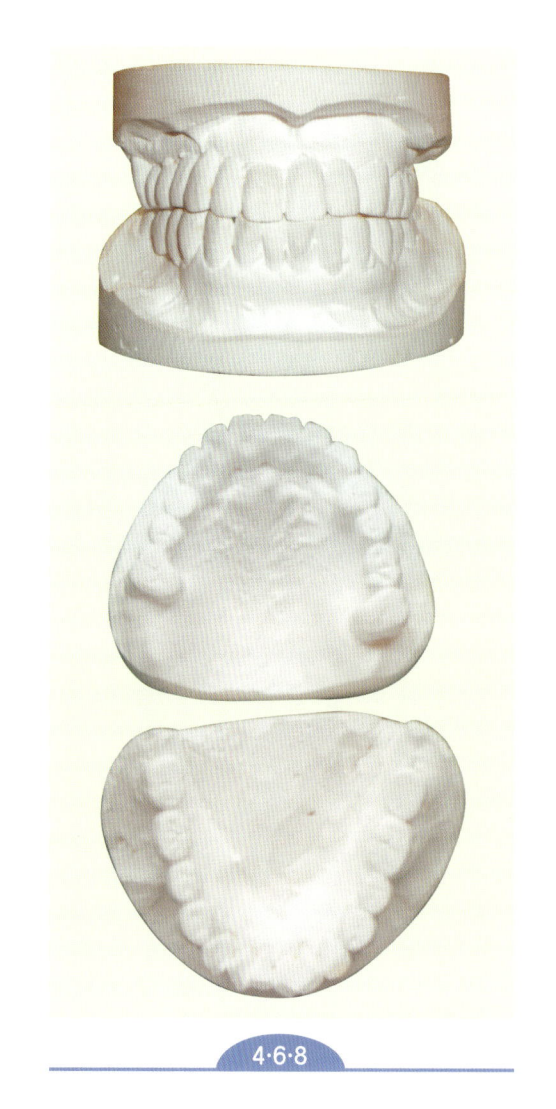

4･6･8

| 提言 7 | 部分床義歯の支持は，粘膜支持か歯根膜支持に分ける |

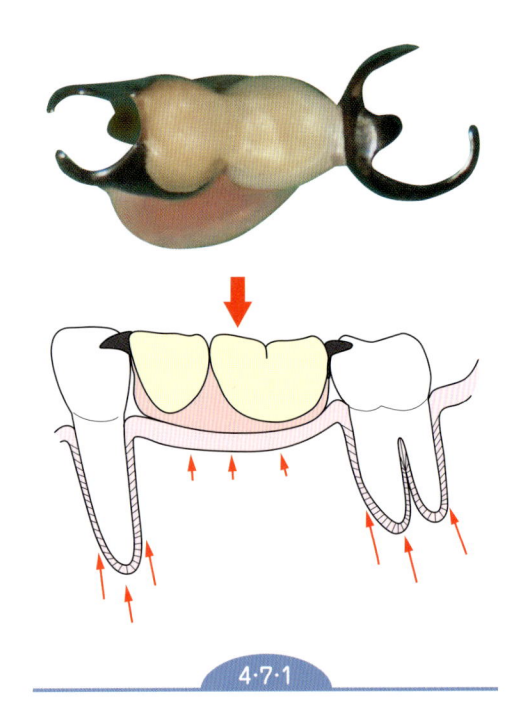

　成書には，部分床義歯に加わる咬合圧の支持には，**図4・7・1**に示すように，「歯根膜支持と粘膜支持がある」と記載されています．この義歯の支持は，4⏋7⏋に設置されたレストの歯根膜支持と，床面下の粘膜による粘膜支持によってなるように思われます．しかし，義歯の支持は粘膜と歯根膜が同じように働くのでしょうか．本提言では，そのことについて考えてみたいと思います．

歯根膜支持と粘膜支持の違い

歯の沈下量は，どの程度か

　歯根膜の厚さは歯によって異なりますが，0.1〜0.4 mmといわれています．では，歯の垂直方向の沈下量は，どの程度でしょうか．沈下量は，せいぜい数十ミクロン，それも小さな値と思います．

粘膜の沈下量は，どの程度か

　粘膜の沈下量は，部位と床の大きさによって異なりますが，0.4〜2 mmになるという報告があります．2 mmは大きいとしても，図の5⏋6⏋部の粘膜の沈下量は，レストがなければ，少なくとも数百ミクロンになるのではないでしょうか．

　沈下量を比較すると──

→ 歯根膜支持と粘膜支持の沈下量は一桁違います．

　したがって，**図4・7・1**の義歯の咬合圧は，完全に歯根膜によって支持され，粘膜支持はまったくないのです．すなわち，ブリッジと同じ支持様式となっているのです．

4・7・1

部分床義歯の支持様式について考える

　図4・7・2に示す義歯の支持様式は，どうでしょうか．この義歯は|2 3に双歯鉤が装着され，3|にはエーカースクラスプが装着されています．この義歯で咀嚼時に咬合圧のかかる 6 5|5 6 部は，|2 3の双歯鉤や3|のクラスプから離れていることから，それらの歯根膜に咬合圧がかかることはありません．したがって，完全に粘膜支持の部分床義歯になります．

　図4・7・3に示す義歯について考えてみます．右側7|の人工歯にかかる咬合圧は，|6 のレストを介して歯根膜支持となります．一方，左側の臼歯はすべて人工歯なので，義歯の左側は粘膜支持となります．したがって，この義歯の支持様式は，歯根膜支持と粘膜支持の混合支持のように思います．

　しかし，この義歯では，7|を補綴しなくても 6 5 4|4 5 6 で咬合は成立し，咀嚼は問題なくできます．また，7|を補綴するなら，7 6 5|や7 6 5 4|のブリッジが最善の治療法です．このことを考えると，右側臼歯にクラスプを装着しているのは，左側の義歯床のローリングや義歯の脱離を防止するためであって，右側の7|は欠損しているので，ついでに補綴した，といえるのです．

　もし，この義歯で7|の1歯が，自身にかかる咬合圧を完全に負担するなら，7 6|のブリッジを装着したのと同じ状態になっているのです．このブリッジでは，とても咬合圧に耐えることはできません．したがって，この義歯は，|4 5 6 7 欠損の片側遊離端義歯であり，完全に粘膜支持様式なのです．

　図4・7・4に示す義歯は，|1-7 片側欠損の遊離端義歯です．この義歯の咀嚼時に人工歯の|5 6 部にかかる咬合圧は，完全に粘膜によって負担されます．したがって，この義歯の支持様式は，粘膜支持になります．

　図4・7・5に示す症例の残存歯は，7|3 4 5 6 7 になります．この義歯で咀嚼を行った場合，人工歯の 6 5|部にかかった咬合圧は，どこで支持するのでしょうか． 6 5|部にかかる咬合圧のうち 6|は歯根膜で， 5|は粘膜で支持するのです．したがって，この義歯の支持様式は，粘膜歯根膜の混合支持となります．

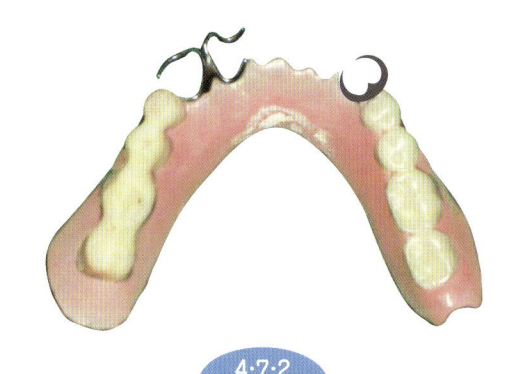

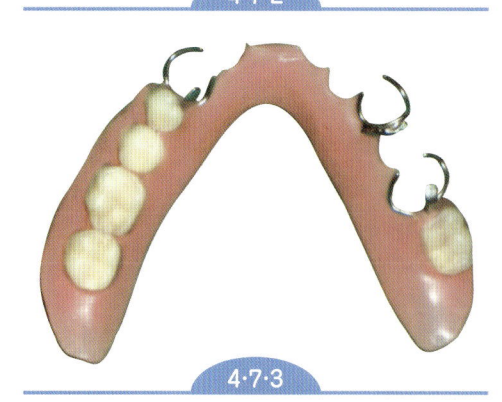

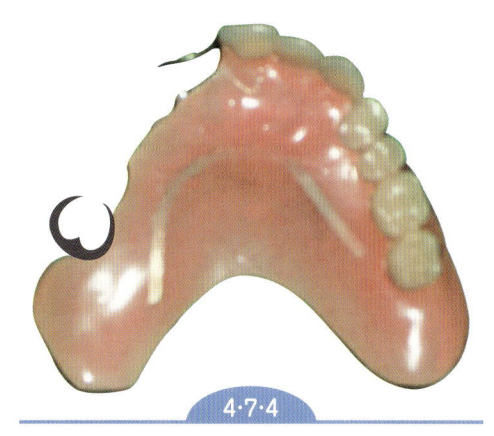

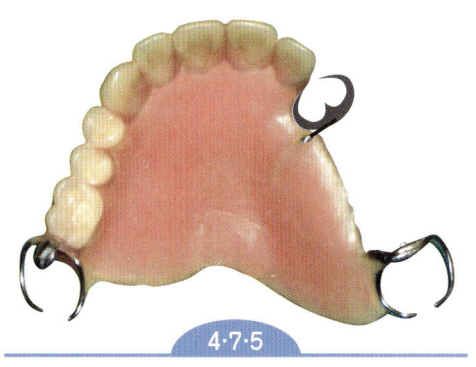

4・7・2

4・7・3

4・7・4

4・7・5

33

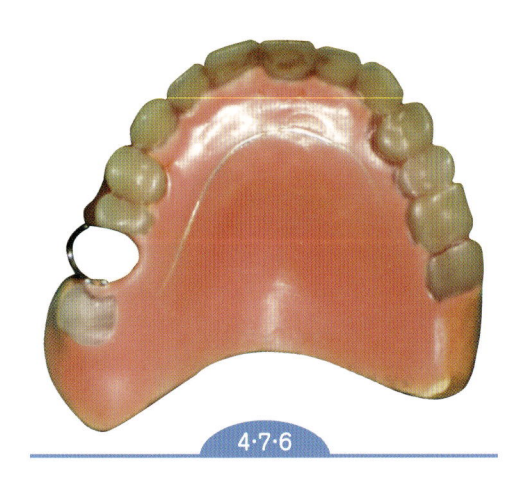

図 4・7・6 に示す義歯の残存歯は，6| の 1 歯のみです．この義歯の支持様式を考えてみます．写真の義歯にはレストがありません．したがって，この場合は，完全に粘膜支持となります．なぜなら，6| のクラスプには把持と維持の作用しかないからです．

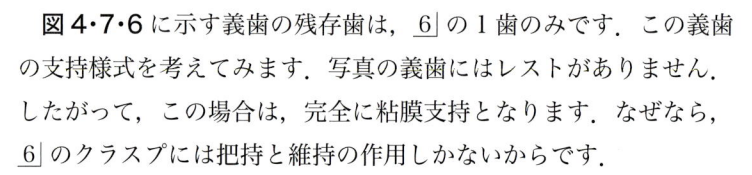

　もし，レストが設置されたら，支持様式はどうなるのでしょうか．図 4・7・7 に示すように，レストが近心から設置されると 6 5| が咀嚼機能に寄与します．レストが遠心から設置されると 7 6| が寄与します．したがって，歯根膜と粘膜の混合支持となります．

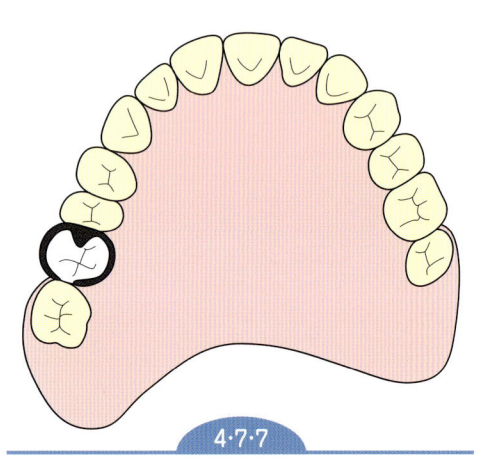

混合支持の義歯には大きな問題点が存在します．

混合支持の問題点

① 混合支持の義歯は，義歯の破折や支台装置の破壊を起こしやすい．

いくら修理しても破折を繰り返す，また，金属床でも破折をする，さらに，クラスプの破折を起こす義歯は，支持様式が混合支持になっていることが多いのです．

② 支台歯は，クラスプの把持によって義歯の動揺の圧を受けることから，咬合性外傷に陥りやすい．

したがって──

→義歯設計においては，混合支持は，できるだけ避けることが賢明です．

どうしても混合支持になる場合には，頻繁に義歯床と顎堤の適合状態の診査をする必要があります．図4・7・8に示す義歯は中間欠損の義歯で，支持様式は完全に歯根膜支持になります．このような欠損を補綴する最善の治療は，これまでも説明したようにブリッジです．

しかし，どうしても義歯を装着しなければならないのであれば，図に示すように，両隣在歯にレストを設置する必要があります．

以上の説明から，義歯の支持様式を次にまとめました．

① 部分床義歯の支持様式は，咀嚼の主体をなす56部にかかる咬合圧を，粘膜で支持するか，歯根膜で支持するのかで決定する．
② 支持様式を，義歯の脱落や動揺を阻止する維持や把持と混同してはならない．
③ 部分床義歯の支持様式は，粘膜支持と考えて設計し，歯根膜支持となる欠損部は，ブリッジでの補綴を考える．
④ 混合支持の義歯設計は，可能なかぎり避ける．
⑤ どうしても混合支持にならざるを得ない義歯では，装着後は，こまめに義歯床と顎堤の適合を診査し，早めのリベースによって義歯床や支台装置の破損を防止する．

このように考えて義歯設計を行うと，失敗のない義歯をつくることができます．

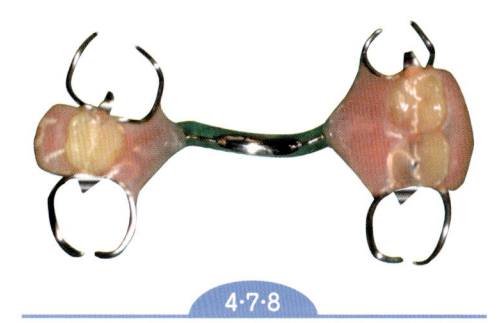

提言 8　コーヌスクラウンやアタッチメントの義歯は成り立たない

▶混合支持の義歯は成功しない

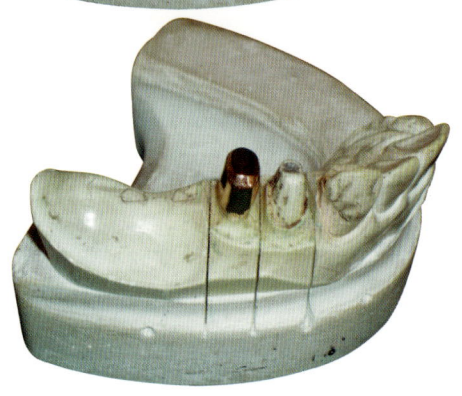

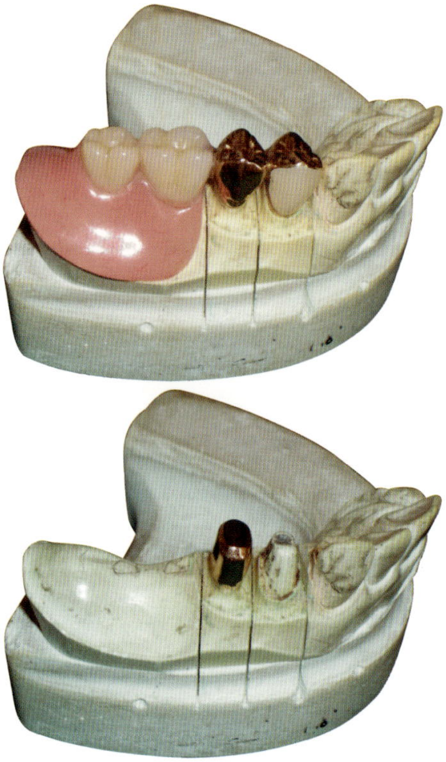

　図4・8・1にコーヌスクラウンを用いた部分床義歯の症例を示します．成書には次のように記載されています．

→コーヌスクラウンの義歯は，混合支持様式である．

　すなわち，図4・8・2に示すように，|6 7 に加わる咬合圧には，|4 5 のコーヌスクラウンのリッジドサポートによる歯根膜支持と，|6 7 の義歯床による粘膜支持の混合支持とするものです．たしかに，コーヌスクラウンの義歯を装着した患者さんは，当初は快適な咀嚼が実感できるようです．しかし，しばらく使用するとどうでしょうか．

　図4・8・3に示すパノラマエックス線写真の患者さんは，40歳代前半の男性です．|3 4 のコーヌスクラウンによる|5 6 7 の部分床義歯が装着されています．

　患者さんによると，「義歯を装着した当初は，快適に食事ができた」そうです．しかし，「半年もしないうちに，咀嚼時に|3 4 部に鈍い痛みを自覚するようになった」というのです．そうしているうちに，「左側で何かを噛もうとすると，ズキッとする強い痛みを感じるようになり，近ごろは，とても咀嚼ができる状態ではなくなってきた」そうです．

　図4・8・4に示すパノラマエックス線写真の拡大像をみると，上図の|3 4 には歯根膜腔の拡張と歯槽硬線の消失がみられ，典型的な咬合性外傷の像を示しています．とくに，|4 が重症です．参考のために反対側の 5 4 3|の写真を下図に示します．

なぜ，コーヌスクラウンの義歯は支台歯に障害が発生するのか

→支持様式が，歯根膜と粘膜の混合支持だということです．

　咬合力に対して歯根膜と粘膜とでは，提言7で述べたように可動範囲が一桁異なるのです．図4・8・5に示すように，義歯に咬合圧が加わったとき，義歯の後端で0.7mm沈下すると，|4 の歯頸部では約0.2mm歯軸が傾くことになります．歯根膜には，この程度しか可動域はないと考えるべきでしょう．

4・8・1

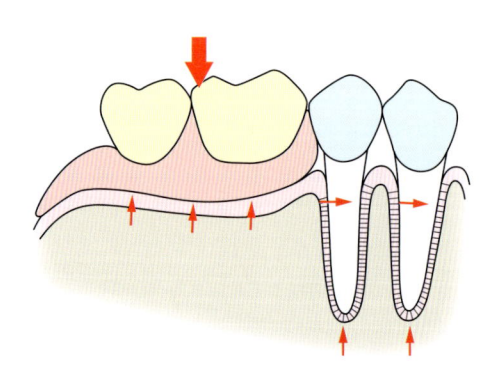

4・8・2

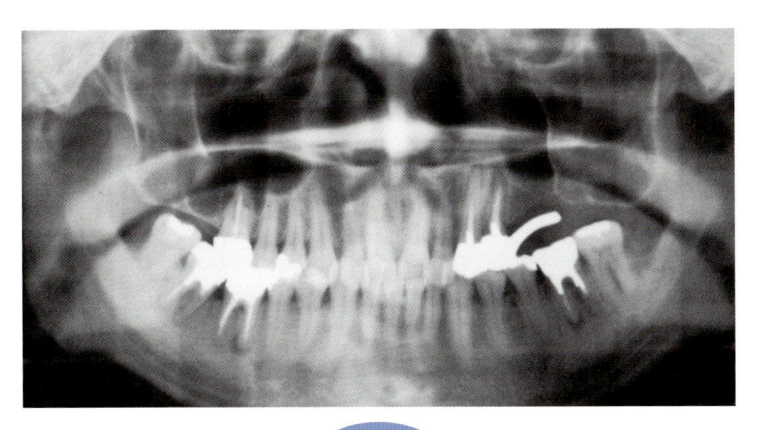

4·8·3

|7 に大きな咬合力が加わり，顎堤の吸収によって沈下量が0.7 mm を超えるほど大きくなると，咬合力を支える粘膜支持はなくなります．すると義歯は，歯根膜支持のみで咬合力を支えなければならなくなります．

|3 4 の歯根膜支持で |7 に加わる咬合力に耐えることは到底できません．もし耐えることができるなら，③④ 5 6 7 のブリッジが可能になるはずです．義歯の動きは，|3 4 の根尖から顎骨を圧迫し，障害を及ぼすようになるのです．

|3 4 の根尖部の骨が破壊されるのは，歯軸と咬合平面の角度が鋭角のためです．90度以上の鈍角になると，歯頸部の骨が障害を受けることになります．

コーヌスクラウンの義歯を装着した直後は，どんなに快適に咀嚼ができても，顎骨の変形がはじまれば支台歯に障害をもたらすか，支台歯内冠の破折など支台装置の破壊をきたすことになります．このことは，アタッチメントを用いた部分床義歯にもあてはまります．

コーヌスクラウンの部分床義歯も含めて，部分床義歯の咬合に関する問題点については，『Occlusion』（学建書院，2015）をご参照下さい．

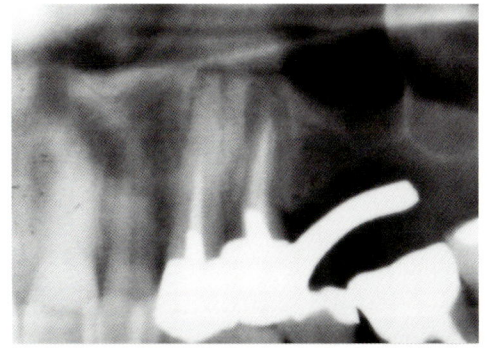

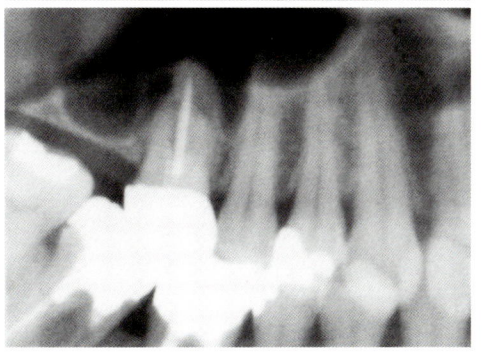

4·8·4

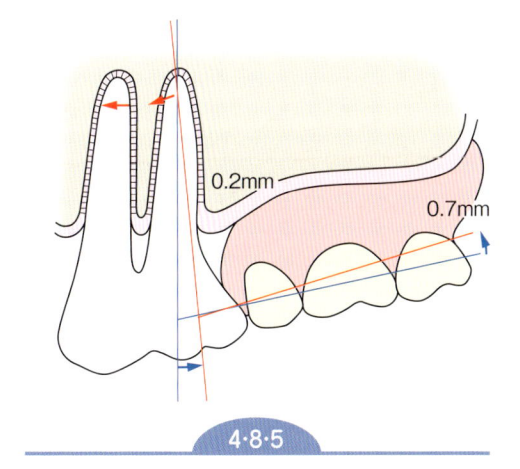

4·8·5

提言 9　咬合様式は，リンガライズドオクルージョンとグループファンクションにする

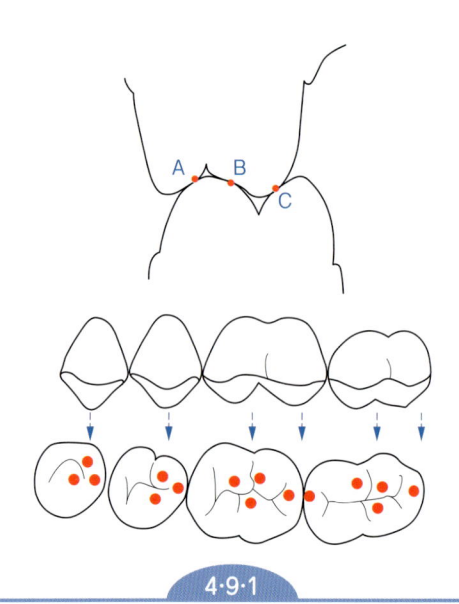

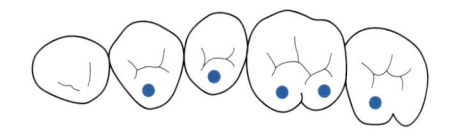

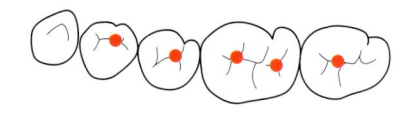

従来の咬合接触の様式は，ご存知のようにABCコンタクト咬合と3ポイントコンタクト咬合があります（図4・9・1）．ABCコンタクトは，前額断での咬合接触を描いたもの，3ポイントコンタクトは水平断でみたものです．両様式は，まったく異なった考えから導かれたもので，別物です．

全顎での咬合点の数をみると，「ABCコンタクト咬合で60数点，3ポイントコンタクト咬合では136点になる」と成書にあります．そこで，いずれの咬合様式が正しいのか，という疑問が浮かびます．

咬合を安定させるということについて，重要な要件があります．

咬合の要件

咬合の安定とは，左右側に必要な咬合点はすべて接触し，各咬合接触点の咬合圧は厳密に同一でなければならない．

たとえば，ABCコンタクトでB点しか咬合していないということは，Bコンタクトという咬合ではなく，咬合異常なのです．ABCコンタクトであれ，3ポイントコンタクトであれ，このような多数点の咬合接触を現実に口腔内で確実に構築することは絶対にできません．臨床でできないということは，机上の空論にすぎないということです．

「義歯を入れようとしても，邪魔になって入れていられない」，という患者さんの不満をきくことがあります．そのおもな原因は，咬合調整の不備，すなわち，ABCコンタクトなどの咬合様式を臨床の場で確実に構築できないことです．では，どのような咬合様式が現実の臨床で構築可能でしょうか．

著者が推奨するのは，リンガライズドオクルージョンとグループファンクションの咬合様式です．

リンガライズドオクルージョンとは

1970年に，パウンドによって唱えられた咬合様式で，全部床義歯の咬合に適用するものです．その特徴を，図4・9・2に示します．

パウンドによるリンガライズドオクルージョンの特徴
① 全部床義歯の咬合に適用する．
② 上顎臼歯に33度，下顎臼歯に20度の人工歯を用いる．
③ 下顎臼歯の頬側面を図4・9・2のように削除する．
④ 1歯対1歯咬合にする．
⑤ 片顎で5点の咬合接触をつくる．

著者の提唱するリンガライズドオクルージョン
図4・9・3に示すように，すべての下顎臼歯の咬合面は平坦とし，その中央に上顎臼歯の舌側咬頭を1点で咬合させるものです．

リンガライズドオクルージョンの特徴
① 全部床義歯だけでなく，天然歯も含めて，すべての補綴物に適用できる．
② 下顎臼歯は平坦な咬合面とする．
③ 1歯対2歯咬合とする．
④ 片顎で4点の咬合接触をつくる．

著者のリンガライズドオクルージョンを，図4・9・4に示すように，上顎臼歯の舌側咬頭を鈍にすると，咬耗して平坦になった咬合面となります．これが，高齢者の咬耗した咬合面です．

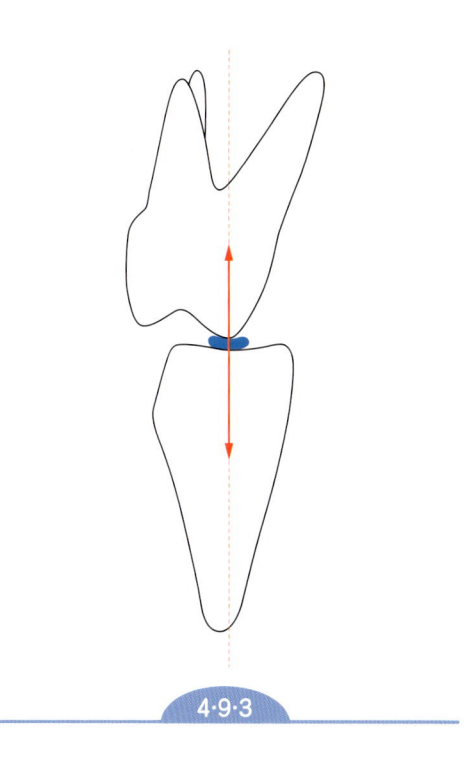

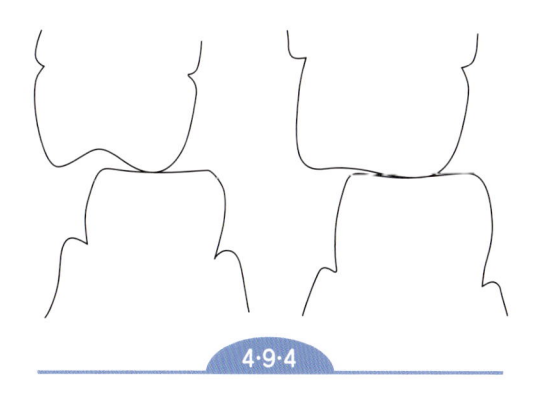

なぜ，リンガライズドオクルージョンにすると，咬合が安定するのか

　その理由を，図4・9・5を用いて説明します．咀嚼時に食塊は常に下顎の咬合面の中央に位置するとはかぎらず，斜面の途中にあれば，これを破砕しなければならなくなります．また，咬合調整不良でBコンタクトのような咬合では，上図のように斜面の途中に食品を介在して破砕することになります．

　食品が小さくて硬いものを破砕するには，相当の咬合力を加える必要があります．咬合力の40kgが食品に加わると，咬合斜面に直角に40kgの咬合ベクトルが発生します．咬合面の傾斜角度が30度だと，咬合ベクトルから20kgの側方ベクトルが歯軸に直角方向に発生します．

→ この側方ベクトルは，咀嚼のたびに歯を揺する力として働きます．

　咬合面の傾斜角度が急峻であればあるほど，側方ベクトルは大きくなります．咀嚼時に側方ベクトルが発生すると，歯が揺すられ，その結果，天然歯であれば咬合性外傷を発症することになります．

咬合力を落とすことなく，側方ベクトルの発生を防ぐには

　図4・9・5，下図に示すように──

→ 下顎臼歯の咬合面を平坦にすることです．

　このような咬合面に食品を置いて，同じ40kgの咬合力が加わったとします．そのとき発生する側方ベクトルは，2kg以下でしかないのです．この力は，支台歯を揺する力としてはきわめて小さく，支台歯は障害を受けることから免れるのです．

　この咬合様式を構築すると，食品に大きな咬合力を加えても，支台歯を揺する力がほとんど発生しないことから，義歯は動きません．したがって，きわめて快適に咀嚼ができることを患者さんは実感できるのです．

グループファンクション咬合とは

　グループファンクションとは，ご存知のように，側方滑走運動をすると，図4・9・6に示すように，複数の歯が接触しながら滑走し，反対側の歯は接触しない咬合様式です．

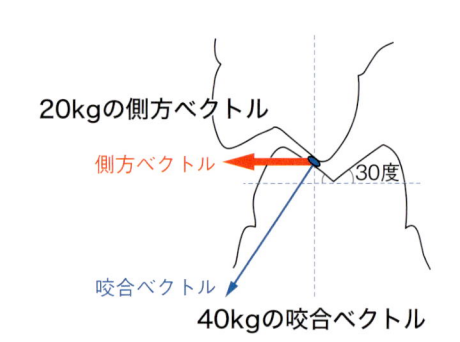

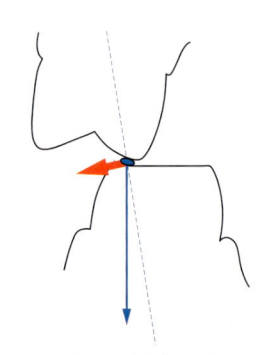

上図から下図のように，下顎を左方に移動すると，上顎義歯では反対側の右側の落下と，左方向へ動かそうとする力が働きます．下顎義歯では，反対側の浮上と，義歯を右方向へ動かそうとする力が働きます．この力は義歯を揺する力となり，咀嚼時に義歯ががたついて安定の悪い状態となります．その結果，痛みが発生するのです．

　この現象を防ぐには，リンガライズドオクルージョンの咬合様式のように，下顎臼歯の咬合面を平坦にすることです．

著者のグループファンクションとは
図4・9・7に示すように──
→前後左右にどのような滑走運動を行っても，2〜3 mmの点状接触となるように咬合調整することです．

究極の咬合様式

　著者の提唱するリンガライズドオクルージョンとグループファンクションの咬合様式は，自然の咬耗によって高齢者の咬合面にかたちづくられた咬合面です．

→この咬合様式を咬合調整で付与することによって，すべての補綴物の咬合は安定し，義歯は長期にわたり安定した咬合となります．

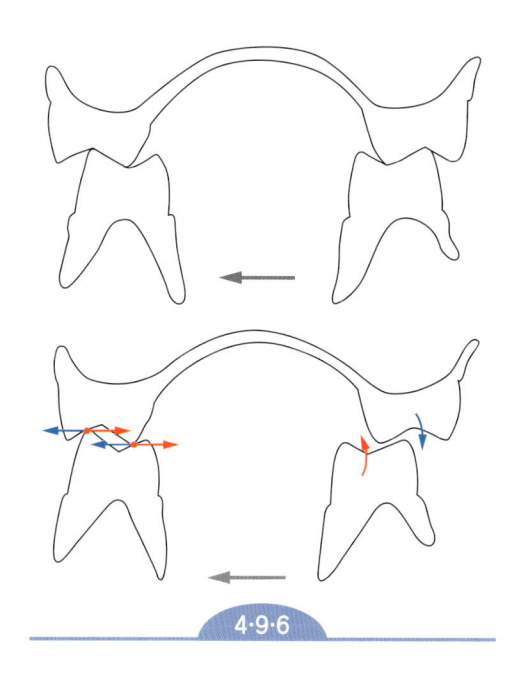

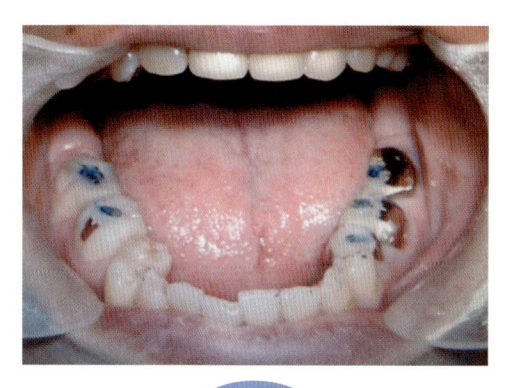

4・9・6

4・9・7

提言 10 咬合平面は，$\frac{7-5|5-7}{7-5|5-7}$ または $\frac{6-4|4-6}{6-4|4-6}$ で成立する

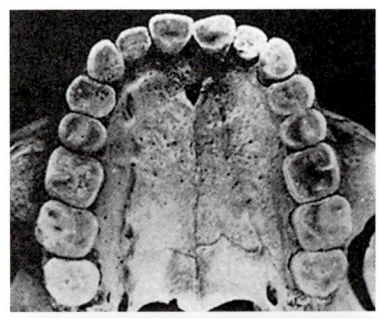

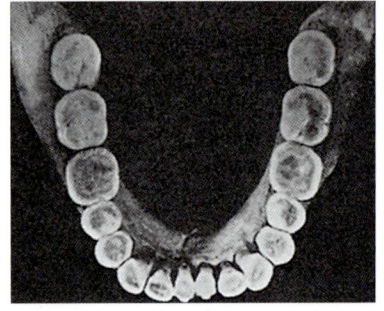

図4・10・1に，オーストラリアの原住民であるアボリジニの咬合面を示します．咬合面は，すべて平坦に咬耗しています．咬耗状態から察すると，相応の高齢者であったと思われます．

成書では，「咬耗の進行とともに咬合が不安定になる」と解説したものがあります．咬合が不安定になるということは，咀嚼機能の低下を意味するのではないでしょうか．そこで，考えていただきたいのは——

→ このように歯が咬耗したアボリジニの人々は，満足に咀嚼ができなかったのでしょうか．

この写真の咬合面をみれば，平坦な咬合面でも咀嚼は十分できていたと考えられます．平坦な咬合面でも咀嚼ができるということは，咬合は，咬耗しても不安定にならず，正しく成立しているということです．

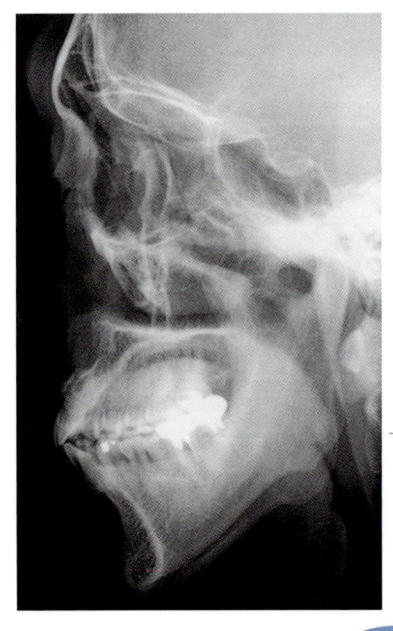

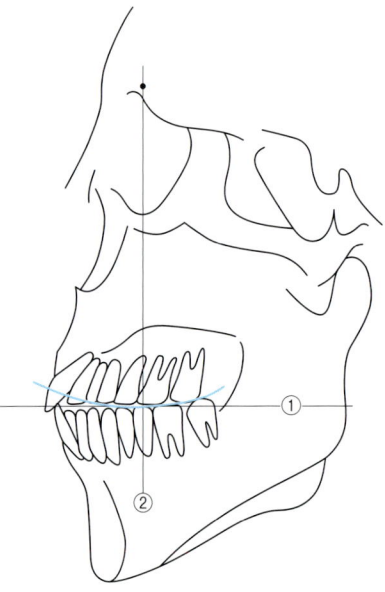

4・10・1

4・10・2

咬耗して平坦になった咬合平面での咬合とは

　咬耗して平坦になった咬合平面で，咀嚼が満足にできる咬合とは，どのように考えたらよいのでしょうか．本提言は，このことから話を進めたいと思います．

　図4・10・2に，側貌セファログラムとそのトレース像を示します．トレース像で，まず，①のように咬合平面の彎曲に適合する直線を引きます．次に，この直線に，モンソン球面の中心である鶏冠部から②のように垂線を下ろします．そして，①と②の交点をみると，たいていの方は56部になります．このことは──

→咬合平面とは，鶏冠あたりに中心をもち，56部を最下点とした，モンソンの8インチ球面です．

　ここから，次の咬合平面の要件が導かれます．

→スピーの彎曲は，56部を最下点とする咬合彎曲である．

　このことを基にして，咬耗によって平坦となった咬合平面で，咀嚼機能と咬合の安定について解説します．

　図4・10・3に，咬合平面の彎曲と顎関節を単純化して示します．2つの彎曲は，上下顎の咬合平面を表しています．閉口時には，上図のように両彎曲は全面，すなわち，全臼歯が咬合接触します．これが，咬合の安定です．

　蝶番運動の開口で，小さくて硬い食品を噛もうとすると，下図のように両彎曲は前方ほど開いている状態になります．この状態で食品には最大の咬合力を加えることはできません．なぜなら，咬合力が加わると，食品は前方にずれてしまうからです．このような小さな食塊を大臼歯に置いて破砕するときの咀嚼筋の働きと顎の運動を，**図4・10・4**に示します．

　食品に加える咬合力には，咬筋と内側翼突筋の働きがあります．これらの筋は，図の青線で示すように，前上方に収縮します．また，食品より後方にあります．したがって，この2つの筋肉の収縮力だけでは食品を潰すことはできません．そこで，赤線で示すように，側頭筋の収縮によって──

→下顎の前方をもち上げて，下顎の咬合平面を上顎の咬合平面に平行になるように動かします．

　このような顎位になってはじめて，食品の破砕に最大の咬合力を加えることができるのです．

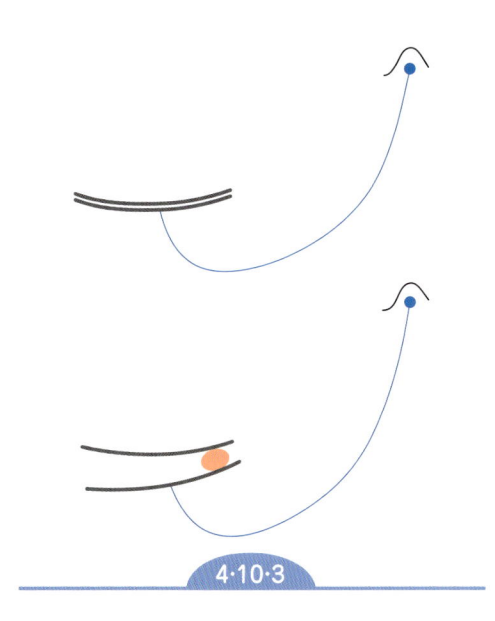

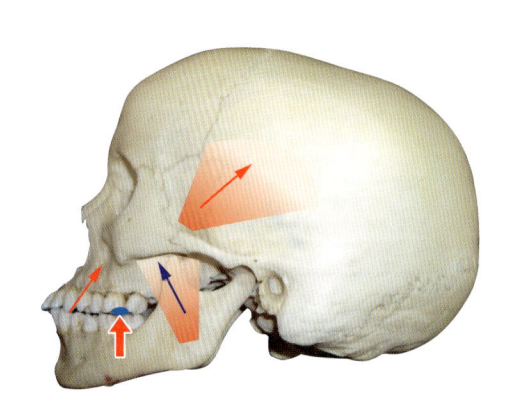

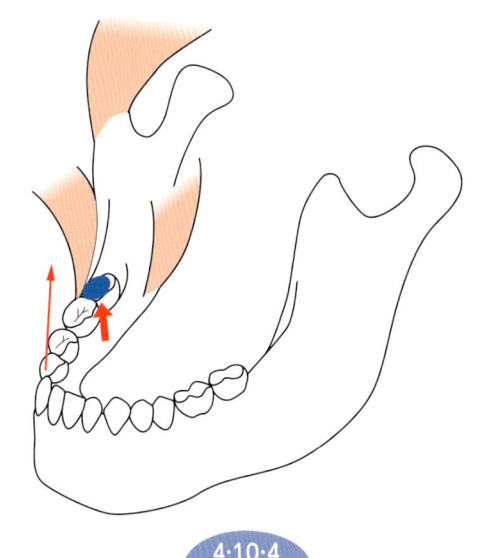

図4·10·5

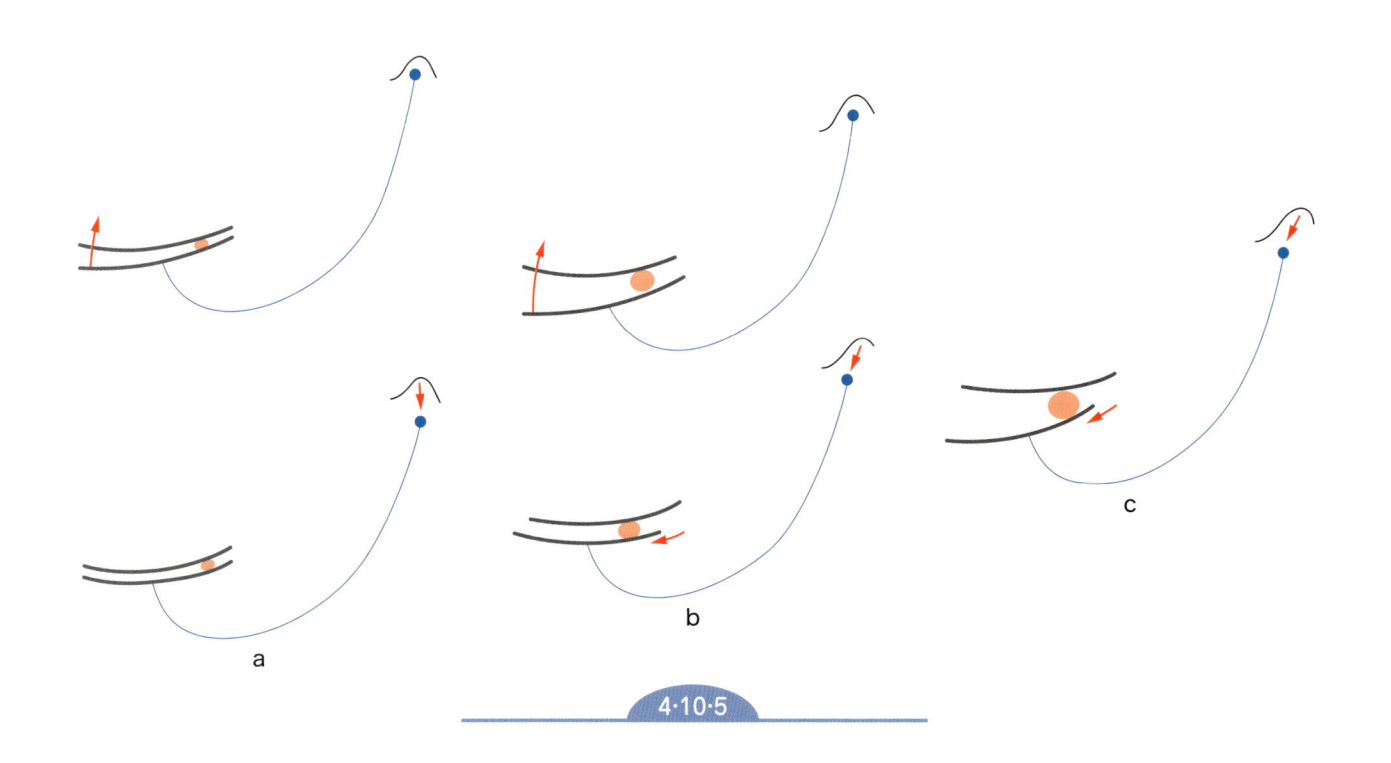

食塊が小さい場合の咀嚼運動

　食塊が小さい場合には，上下顎の咬合平面に食品を介在して下顎咬合平面を平行にするためには，**図4·10·5, a**に示すように，下顎前方をもち上げるようにします．この動きによって，最大の咬合力を食塊に加えることができるのです．この運動によって顎関節では，どんなことが起こるのでしょうか．
　下顎頭が下がり，関節腔は広がります．しかし，この下顎頭の下方への動きには，外側靱帯の伸展に限界があり，小さい食品にしか対応できません．

食塊がある程度大きい場合の咀嚼運動

　食塊がある程度大きくなると，これまでの動きとは異なり，**図4·10·5, b**に示すように，ベネット運動やクリステンセン現象を利用して，上下顎の咬合平面を平行に保とうとします．
　下顎を前方に移動させることによって臼歯部が開きます．食塊がある程度の大きさになると，この運動によって下顎の咬合平面を上顎に合わせます．そして，食塊に最大の咬合力を加えます．しかし，この破砕運動をするにも，食塊の大きさには限界があります．

大きな食塊の咀嚼運動

大きな食塊の破砕では，図 4・10・5,c に示すように，下顎の咬合平面をどのように動かしても，上顎の咬合平面に平行に保てない状態となります．この場合には，食塊に最大の咬合力を加えることはできなくなります．

咀嚼運動の破砕運動とは，咬筋，内側翼突筋，そして，側頭筋の協調した収縮力によって食塊に最大咬合力を加える運動です．さらに，粉砕運動（従来の臼摩運動）についても，全臼歯が粉砕運動をとおして接触します．詳しくは『全部床義歯の痛み』（学建書院，2011）をご参照下さい．

この運動をとおしてわかることは，咬合平面がフラット，すなわち，モノプレーンではスムーズな咀嚼運動はできない，ということです．咬合彎曲とは，単なる便宜彎曲ではなく，咀嚼運動をスムーズに行ううえで大きな役割をはたす重要な彎曲です．さらに，咬合彎曲の曲率のもつ重要な意味が明らかになります．それは──

➡ 咬合彎曲を有する咬合平面であるがゆえに，咀嚼運動の範囲内では，すべての臼歯が接触することによって咬合は安定し，咀嚼運動がスムーズに行われます．

➡ それはまた，顎関節では無用な力がかからないことから，関節は安定するのです．

➡ そして，片側性均衡咬合が保たれながら咀嚼運動が行われます．

片側性均衡については，『Occlusion』（学建書院，2015），『全部床義歯の痛み』（学建書院，2011）をご参照下さい．

顆路の臨床的意味

咀嚼運動の範囲内において，顎の前後左右の滑走運動では，図 4・10・6 に示すように──

➡ 顆路の彎曲と咬合彎曲が同一円周上にあるとき，または同心円上にあるときに，常に全臼歯の咬合接触が可能になります．

➡ そして，このような咬合接触が得られて咬合は安定します．

ここに，顆路と咀嚼運動を関連づける真の臨床的意味があります．

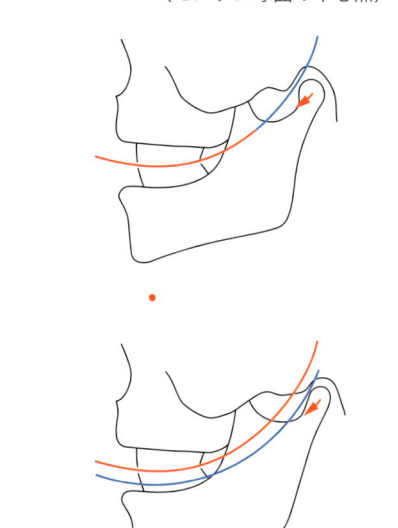

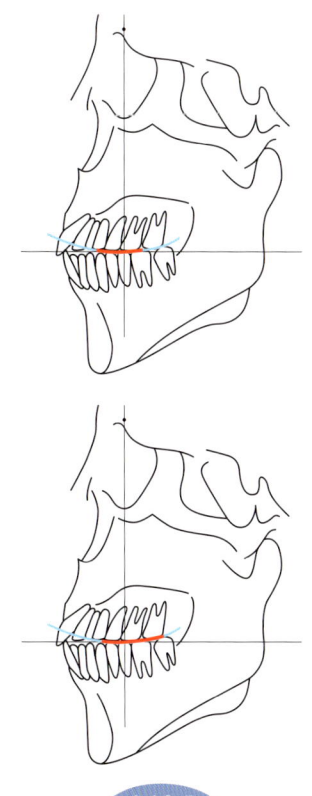

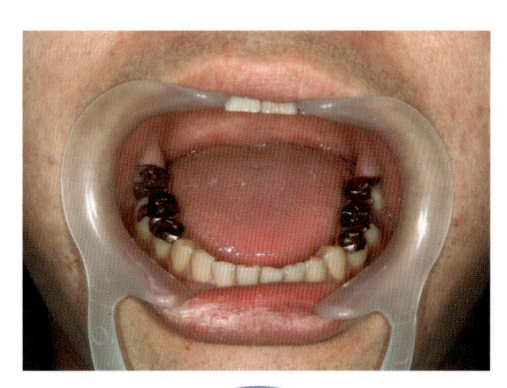

咬合平面の成立とは

この理論からわかることは、図4・10・7に示すように、咬合平面の前後径は、56部を近遠心的に超えた位置まであれば咬合が安定するということです。すなわち――

→咬合平面とは、$\overline{\dfrac{6-4|4-6}{6-4|4-6}}$ または $\overline{\dfrac{7-5|5-7}{7-5|5-7}}$ で安定することを意味しています。

咬合平面が $\overline{6-4|4-6}$ で、咬合が安定した症例

患者さんは、60歳代半ばの男性です。下顎歯は、図4・10・8の上図に示すように、残根もありますが、$\overline{5|+5}$ が残っています。$\overline{5\,4|}$ の残根は歯内療法によって保存が可能です。

ここで、この患者さんの下顎の補綴治療は、$\overline{5\,4|4\,5}$ をFCF、そして、$\overline{7\,6|6\,7}$ の部分床義歯にするのが一般的です。

しかし、これまでの理論から、$\overline{6⑤④③②|}$ のブリッジや、$\overline{6⑤④③②①|①②③④⑤6}$ のフルブリッジにする選択肢があります。そこで、下図に示すようなフルブリッジで補綴しました。ブリッジ装着後6年になりますが、咬合は安定し、咀嚼機能にも異常はみられていません。$\overline{6|6}$ はポンティックでも半咬頭ではありません。ポンティックであっても、咬合圧を完全に負担できる状態であれば、$\overline{6-4|4-6}$ で咬合は安定します。

咬合平面が $\overline{7-5|5-7}$ で、咬合が安定した症例

図4・10・9に示す患者さんは、36歳の男性です。この患者さんは顎関節症で来院され、咬合再建処置で症状が改善しました。そこで、永久補綴治療を行いました。

著者の顎関節症の治療は、永久補綴として咬合再建を行います。治療する歯は、$\overline{7-5|5-7}$ です。この患者さんの治療の完了した咬合面を図に示します。治療後7年8か月になりますが、咬合は安定しており、顎関節症の再発はまったくみられていません。

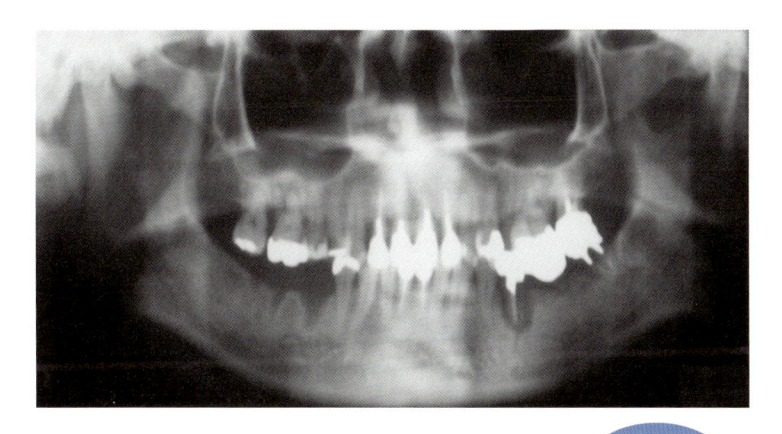

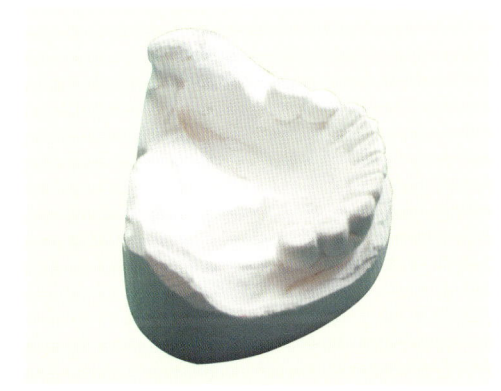

4·10·10

咬合平面が 5 4|4 5 で,咬合が安定しない症例

　図4·10·10に示すパノラマエックス線写真は，49歳の女性です．この患者さんの下顎の残存歯は 4+4 となりました．患者さんの希望で，5④③②①|①②③④5 のブリッジを装着しました．その写真を右図に示します．

　治療後の定期検診時にいわれたのは，「朝起きたときはなんともないが，午後になると頬が寂しい感じがする」，「夕方になると顎が不安定になりガクガクする」ということです．そこで，「邪魔になるが，図4·10·11に示すような義歯を入れると顎は楽になる」とのことでした．

　ここで教えられたことは──

→ 5 4|4 5 では，咬合を安定させることはできません．

　理由は，図4·10·12に示すように，5 4|4 5 の咬合面は，スピーの彎曲の最下点を超えていないことから後方傾斜となること，また，5 4|4 5 を支点としたシーソー運動で咬合を不安定にしているものと考えています．

　これまでの説明でおわかりのように，咬合平面は，$\frac{7-5|5-7}{7-5|5-7}$ または $\frac{6-4|4-6}{6-4|4-6}$，そして，これらの組み合わせであれば咬合は安定します．

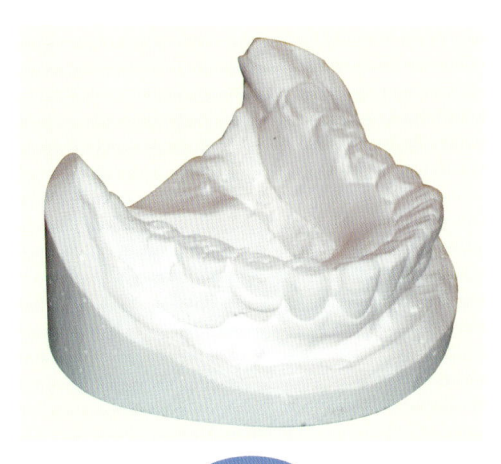

4·10·11

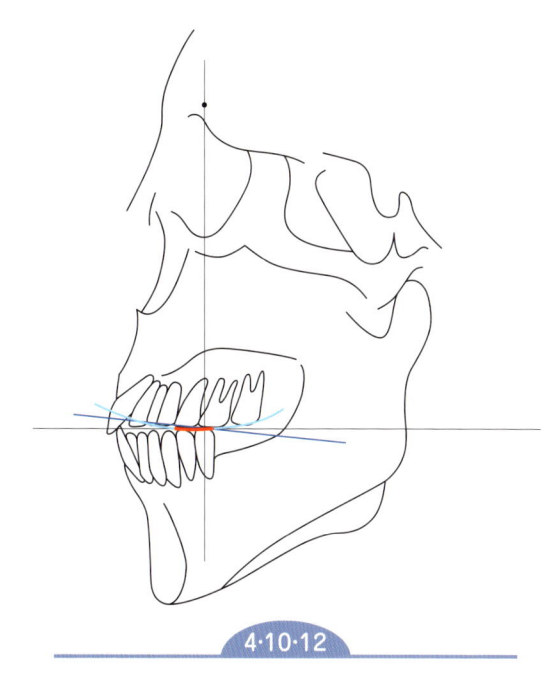

4·10·12

提言 11　咬合は，全臼歯が同じ咬合圧を受けて安定する

▶セントリックストップが不安定だと，満足に咀嚼できない

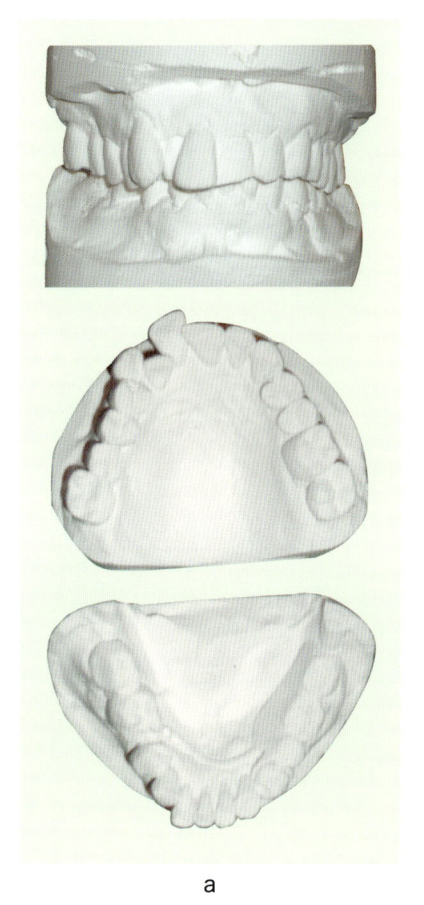

a

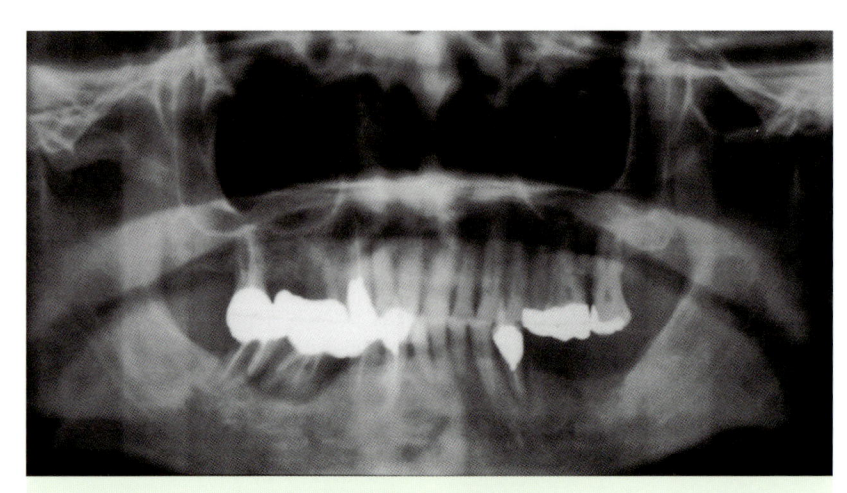

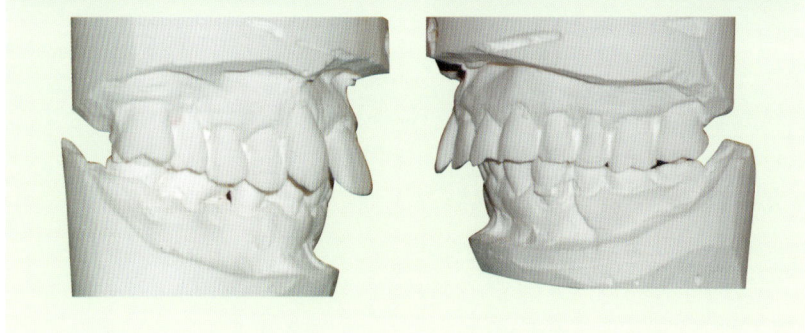

b

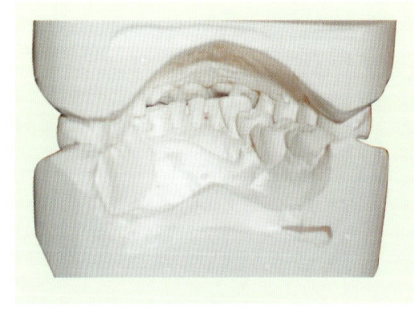

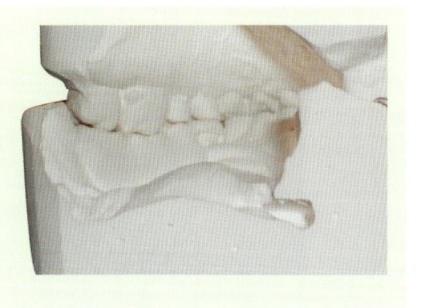

c

4・11・1

図4・11・1, a に示す患者さんは，60歳代半ばの男性です．主訴は，「食事が満足にできない」とのことです．下顎の残存歯は，図4・11・1, b のパノラマエックス線写真からもわかるように，7 6 4 3 1｜1 2 3 4 です．欠損部には，6｜4 のクラスプをリンガルバーで連結した｜5 6 7 の部分床義歯が入っています．エックス線写真から，6｜4 に咬合性外傷の像がみえます．とくに注意を引くのが，図4・11・1, c の左図にみられる 7 6 4 / 7 6 4｜ のハサミ状咬合です．

食事が満足にできない理由

　患者さんが咀嚼の満足感を得られない理由は──
→右側がハサミ状咬合で，左側は部分床義歯が装着されているため，中心咬合位の顎位が安定しないのです．

MTMの問題点

　ハサミ状咬合の治療を行います．MTMによって歯軸を起こすことも選択肢の1つですが，6｜ が咬合性外傷に罹患していること，年齢や治療期間を考えると，この治療法はベストとはいえません．それとは別に，著者は，MTMに問題点があると思っています．
　それは──
→歯軸を起こすことによる咬合高径の変化
→咬合圧に対する負担能力の低下
　中心咬合位の垂直的顎位は，わずかな挙上にも症状を呈する場合があります．発現する症状は，ブラキシズムです．とくに，くいしばりの症状が起こります．詳しくは，提言20で解説します．
　咬合圧の負担能力とは，歯の移動を行うと歯槽硬線の破壊が起こります．保定期間をおいても本来の歯槽硬線の回復は望めません．したがって，移動後の歯は咬合圧に対して圧下しやすい状態となります．詳細は，『Occlusion』（学建書院，2015）をご参照下さい．

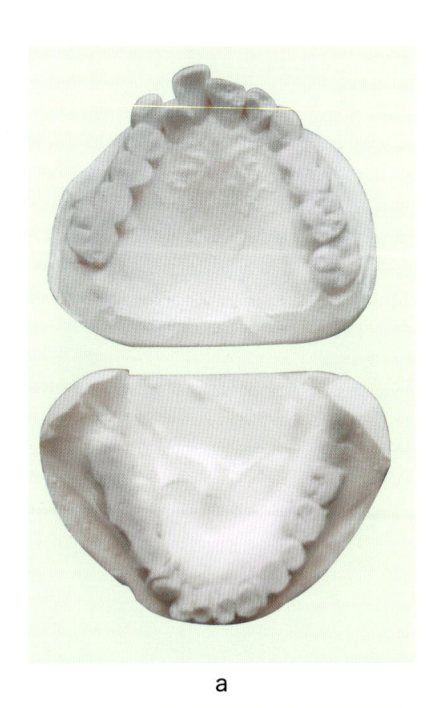

著者の治療計画

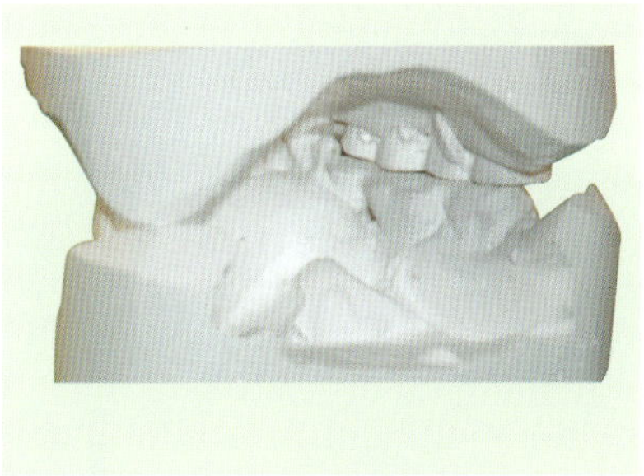

治療計画は，6⌋の抜歯，7 4⌋は根管治療後に歯冠の形態修正で咬合の改善をはかります．左側の欠損部は，⌊4 の抜歯後，7 4⌊3 にクラスプを装着した⌊4 5 6 7 の部分床義歯を設計しました．

事前の咬合改善治療

最初に行う治療は，⌊4 の抜歯と同時に，3⌊3 にクラスプを配置した⌊4 5 6 7 の暫間義歯の装着と，右側のハサミ状咬合の咬合改善治療です．

ハサミ状咬合の改善は，**図4・11・2, a** に示すように7 6 5⌋の咬合面を一層削合して平坦にし，ここに光重合レジンを添加して新しい平坦な咬合面をつくります．また，上顎臼歯も咬合面を平坦に削合します．そして，上下顎の平坦な咬合面同士の一部を咬合接触させます．**図4・11・3** に咬合面の改善の仕方を，**図4・11・2, b** に咬合状態を示します．

咬合改善には，**図4・11・3** に示すように，光重合レジンで暫間的に改善した咬合面をつくります．この改善した咬合高径で，咀嚼や会話がスムーズにできるかどうかをみます．問題のないことが確かめられたら，個々の歯の治療に入ります．

残存歯の治療

まず，7⌋の歯内療法を行います．そのあいだの咬合安定は，6 4⌋と義歯で行います．7⌋の歯内治療が完了し，コアセット後に，即時重合レジンで TEK をつくって咬合を調えます．

次は，6⌋の抜歯と ⌊4 の歯内治療です．このときの咬合の安定は，7⌋と義歯で行います．さらに，上顎歯の治療も行います．

a

b

4・11・2

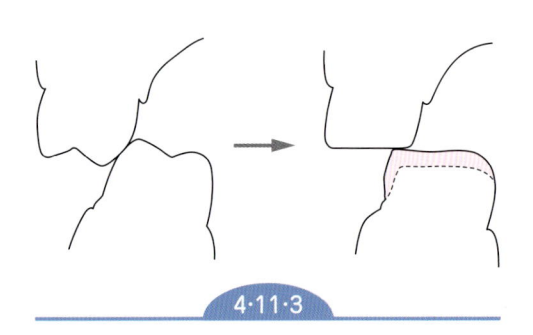

4・11・3

a   b

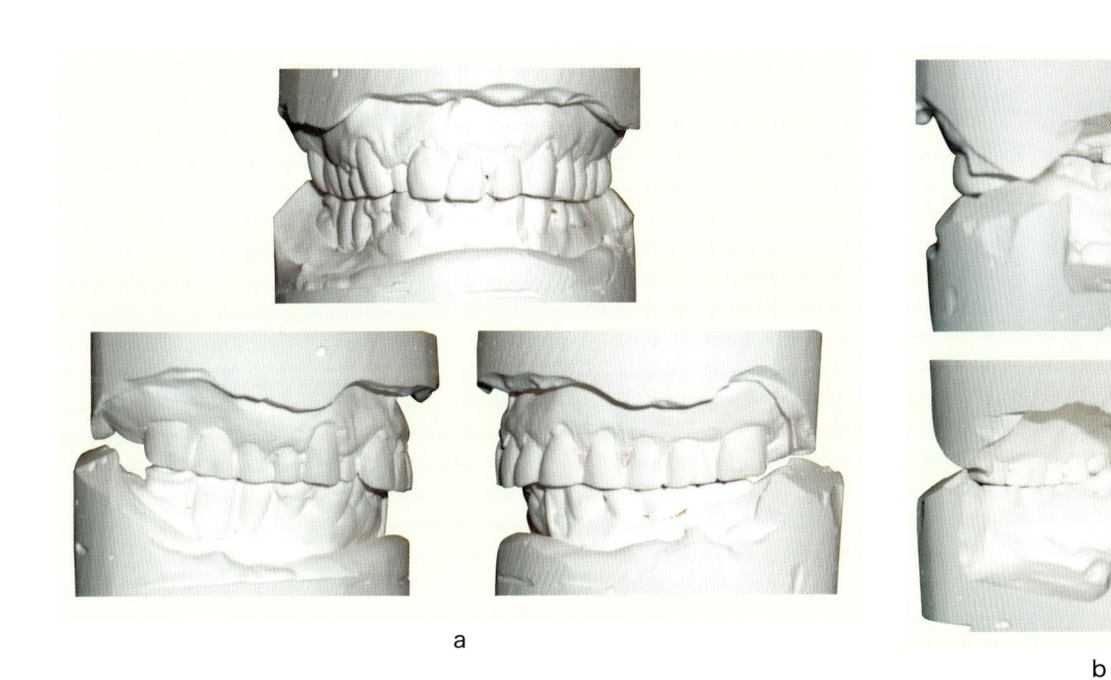

4・11・4

ブリッジと部分床義歯の装着

　まず，$\overline{⑦6④}$ のブリッジが装着されます．このころには，$\overline{4}|$ の抜歯創も治癒しています．ブリッジ装着後に，$\overline{7\ 4}|\overline{3}$ クラスプの $\overline{|4\ 5\ 6\ 7}$ の本義歯を装着します．

　治療の完了した模型を**図4・11・4**に示します．患者さんの言葉を借りると，「恐ろしいほど噛めるようになった」とのことでした．

➡咬合は，中心咬合位において左右の全臼歯に咬合点が存在し，それぞれの咬合点の接触圧が，厳密に同一であるときに安定します．

➡そして，安定した咬合によって，はじめて真の咀嚼を行うことができます．

提言 12　遊離端義歯の咬合は，支台歯と隣接する人工歯の1歯で成り立つ

▶ ⌞5 6 7 欠損義歯の咬合は，⌞4 5 で成立する

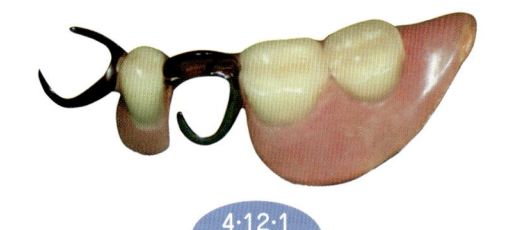

図4・12・1に示す⌞4 6 7 欠損の部分床義歯で，咀嚼時にかかる咬合圧について考えてみます．

人工歯の⌞7 で破砕する

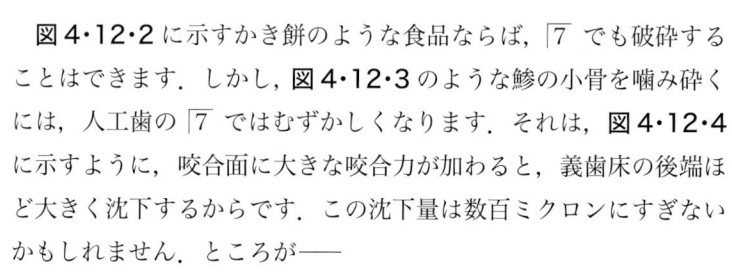

図4・12・2に示すかき餅のような食品ならば，⌞7 でも破砕することはできます．しかし，図4・12・3のような鯵の小骨を噛み砕くには，人工歯の⌞7 ではむずかしくなります．それは，図4・12・4に示すように，咬合面に大きな咬合力が加わると，義歯床の後端ほど大きく沈下するからです．この沈下量は数百ミクロンにすぎないかもしれません．ところが——

→⌞7 では，義歯床のわずか数百ミクロンの沈下によって，小骨を噛み砕くことができなくなります．

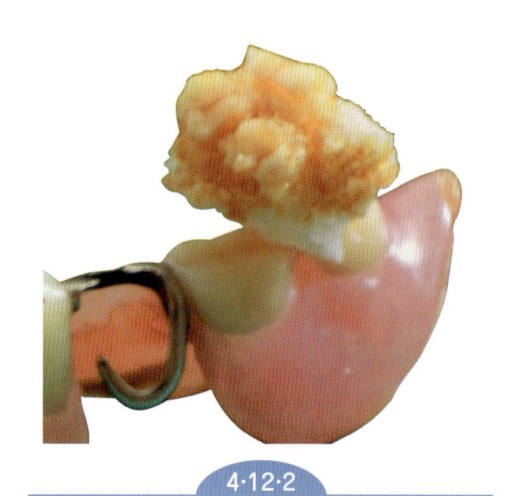

人工歯の⌞6 で破砕する

小骨を人工歯の⌞6 で破砕するとどうでしょうか．図4・12・5に示すように——

→⌞6 ならば，レストの支持作用で義歯床の沈下は止められます．したがって，⌞6 で小骨を噛み砕くことができます．

→咀嚼とは，柔らかくて大きなものから硬くて小さなものまで破砕できることです．

このことから考えると，図4・12・6に示すような——

→7 6⌞6 7 欠損の両側遊離端義歯では，レストが完全であれば，その支持によって咀嚼と咬合の安定は，6-4⌞4-6 で成り立つのです．

すなわち，この義歯の支持様式は，完全に歯根膜支持となります．

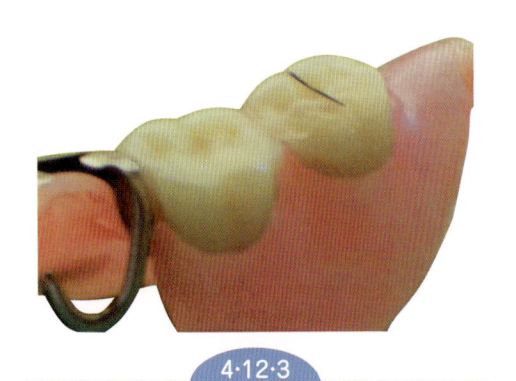

これまで説明した破砕運動から，部分床義歯における咬合成立の要件が導かれます．

→遊離端義歯で，真に咀嚼と咬合安定に関与するのは，支台歯と接する人工歯の1歯です．

4·12·4

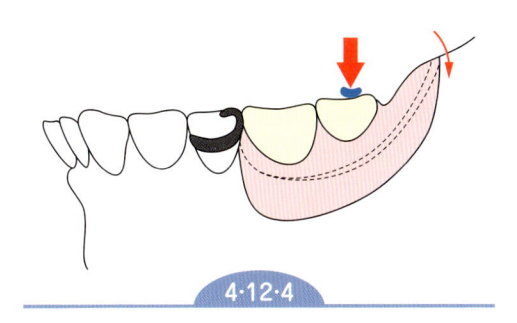

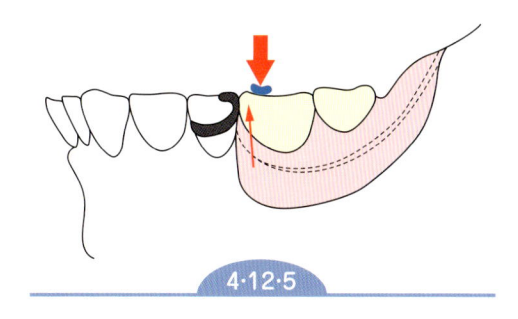

4·12·5

7 6 5 欠損義歯の咬合の安定

　図4・12・7に示すような 7 6 5 欠損の義歯では，咬合の安定は，どこで行っているのでしょうか．

　それは，これまでの説明でおわかりのように，支台歯の 4 のレストが完全であれば，咬合の安定は，支台歯の 4 と人工歯の 5 で保つことができます．しかし，咀嚼は反対の左側で行うことになります．

➡ 左右どちらかに全臼歯があれば，反対側は 7 6 5 のうちの1歯があれば，一時的に咬合を安定させることができます．

　したがって，7 6 5 欠損の部分床義歯の咬合は，5 4 で安定させることができるのです．ここに，レストの設定に関する原則が導かれます．

➡ 大切なことは，遊離端義歯のレストは支台歯の補綴側につけなければならないということです．

　図4・12・8に示す 4 5 6 7 欠損の義歯では，咬合安定は，左側の 3 にレストを設置しても 3 4 では成り立ちません．それは，咬合に関与する歯は，咬合平面の最下点である56に達していないからです．

　この欠損の義歯は，提言2でふれたように，完全な粘膜支持の片側遊離端義歯になります．この義歯は，咬合を長期にわたって安定させるために，常に咬合の診査を行う必要があります．本提言は，次の提言13とも絡んでいます．

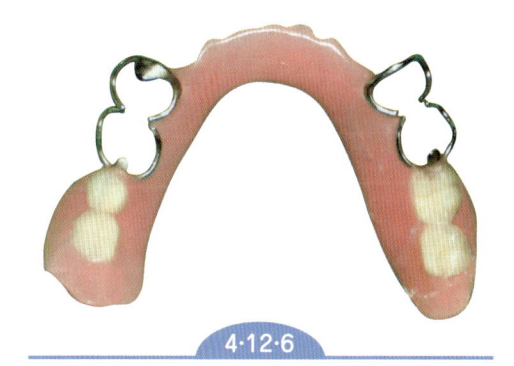

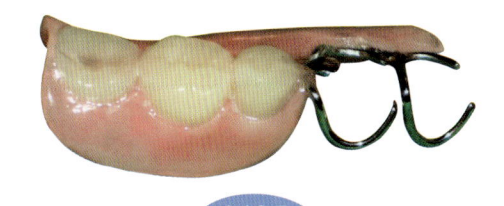

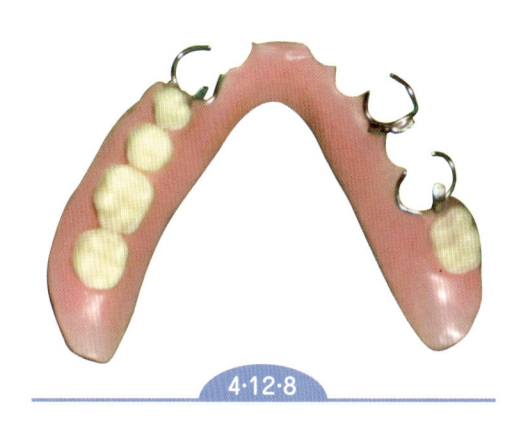

4·12·6

4·12·7

4·12·8

提言 13　両側大臼歯欠損の義歯は，咬合高径の低下をきたす

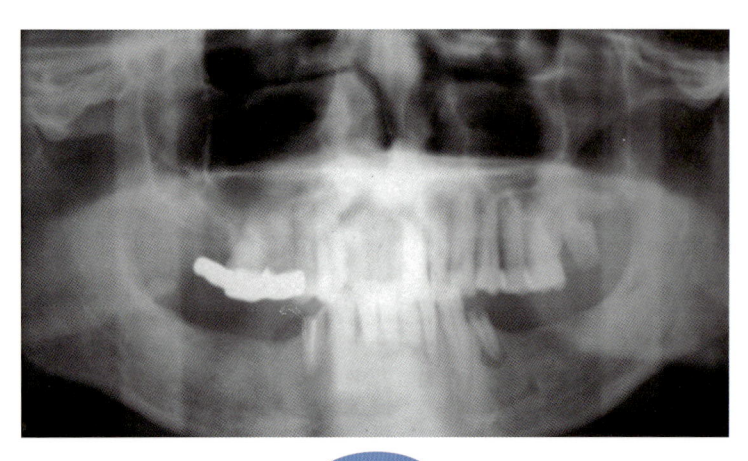

▶ $\overline{4|4}$ の残存は，必ず圧下が起こる

図4・13・1にパノラマエックス線写真を示します．患者さんは，50歳代後半の男性です．残存歯の $\overline{4|4}$ を治療してFCKを装着し，義歯は，$\overline{7-5|5-7}$ の両側遊離端義歯を装着しました．半年ほど義歯を使用すると，$\overline{4|4}$ の圧下がみられました．

4・13・1

圧下の現象は，どうしてわかるか

・上顎前歯部が，フレアアウトしてくる．
・上顎前歯はわずかに動揺がみられ，隣接面が微妙に開いてくる．
・口腔内をみると，上顎前歯の舌側に下顎前歯がくい込んでいる．

このことによって，$\overline{4|4}$ の圧下がわかります．そこで，リベースをすると上顎前歯の動揺は止まります．しかし，半年後の定期検診時にみると，また同じような現象が起こることになります．

図4・13・2に示すパノラマエックス線写真の患者さんは，40歳代後半の女性です．この患者さんの残存歯は $\overline{4|4}$ となりました．患者さんは，義歯はいやだということで，図4・13・3の上図に示すような，$\overline{5④③②①|①②③④5}$ のブリッジを装着しました．両側臼歯の $\overline{5\,4|4\,5}$ では，咬合が安定しないことから，下図のように，$\overline{7-5|5-7}$ の両側遊離端義歯を装着しました（咬合安定については，提言10で解説）．

ところが，定期検診時には，やはり $\overline{4|4}$ の圧下がみられました．この患者さんのように，残存歯をすべて連結しても圧下の現象が発生したのです．しかし，先の男性よりリベースの間隔は長く，1年くらいの周期でリベースを行いました．

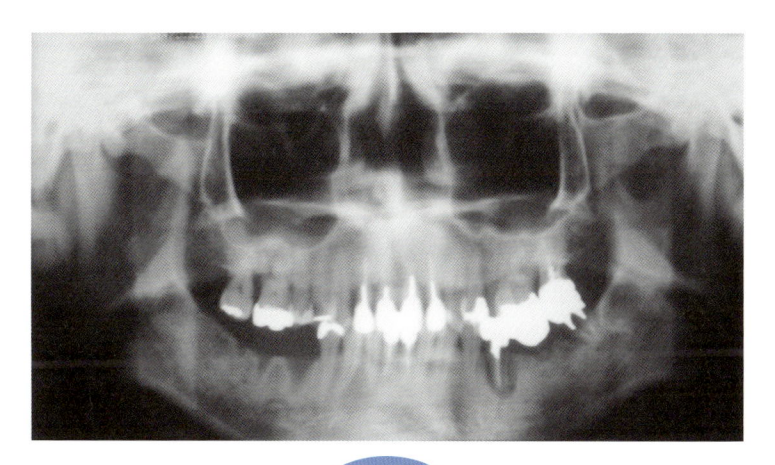

4・13・2

図4・13・4 に示す患者さんは，$\overline{54|45}$ に連結冠が装着され，$\overline{76|67}$ の遊離端義歯が入っています．$\overline{54|45}$ の残存でも圧下の現象がみられます．

これらの患者さんから教えられたことは──
→ $\overline{4|4}$ や $\overline{54|45}$ の残存では，義歯を使用していても，残存歯の圧下は，程度の差はあるものの必ず発生します．

とくに，$\overline{4|4}$ のみが残存する場合などで，この圧下を止めようとすれば，少なくとも $\overline{|34}$ を連結冠とし，床タイプの部分床義歯を設計することになります．しかし，それでも圧下を完全に止めることはできません．

両側大臼歯を欠如した患者さんでは，残存する小臼歯の圧下に注意して，義歯の維持管理をする必要があります．もし，屈曲リンガルバーなどを使用するとすれば，義歯床の沈下が早く起こるため，早期に小臼歯のみが咬合するようになります．そうなれば，圧下はさらに早く起こります．ところが，左右大臼歯のうちの1歯が存在するだけで，様相はガラリと変わります．義歯は，比較的長期にわたって安定するようになります．

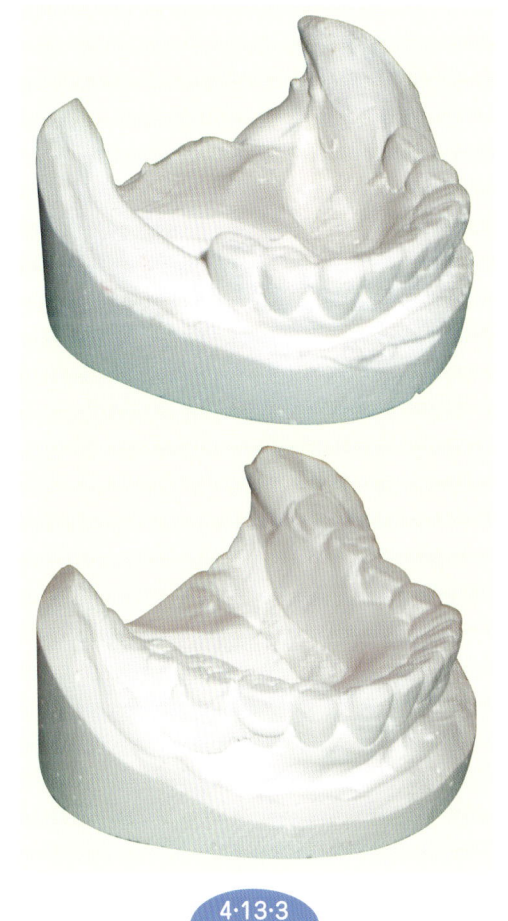

4・13・3

4・13・4

提言 14　レストの働きは，支持作用とともに咀嚼運動に関与する

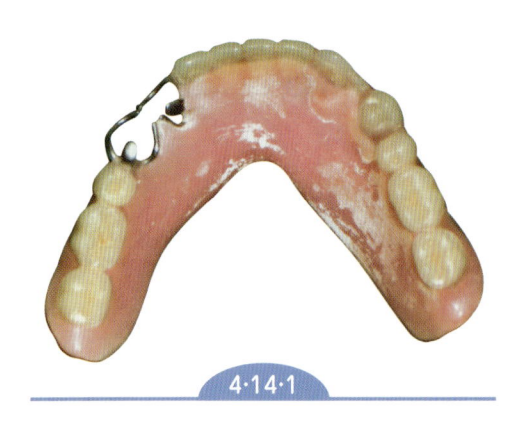

　図4・14・1に，3 4 の残存する部分床義歯を示します．この義歯の 4 に装着されたクラスプとレストは，沈下に対する支持作用よりも，義歯を動かないようにする把持や維持の作用が期待されているのではないでしょうか．しかし，レストには，支持作用とともに咀嚼運動に関与する重要な働きがあります．

この患者さんの咀嚼側は，左右いずれになるのか

　この患者さんでは左側，すなわち――
→ 4 の残存する側が咀嚼側になります．

　もし，反対の右側が咀嚼しやすいのであれば，レストの支持作用，というよりクラスプが正常に働いていないことになります．

4 のレストは，咀嚼運動とどのようにかかわっているのか

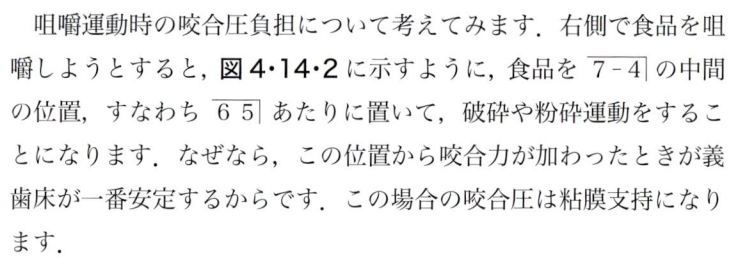

　咀嚼運動時の咬合圧負担について考えてみます．右側で食品を咀嚼しようとすると，図4・14・2に示すように，食品を 7-4 の中間の位置，すなわち 6 5 あたりに置いて，破砕や粉砕運動をすることになります．なぜなら，この位置から咬合力が加わったときが義歯床が一番安定するからです．この場合の咬合圧は粘膜支持になります．

　ところが，左側で咀嚼しようとすると，図4・14・3に示すように――
→ 食品は 4 5 に置かれて咀嚼するようになります．

　なぜでしょうか．左側では，図に示すように，5 に加わった咬合力は，4 のレストによって支持されます．咬合力による義歯の沈下の度合いをみると，右側は粘膜の沈下，左側は 4 の歯根膜の沈下になります．左側の沈下は，右側よりはるかに少ないのです．

　したがって――
→ 硬くて小さい食品を噛み潰そうとすると，右側より左側の 4 5 のほうが，確実に咬合力が加わります．
→ 4 5 での咀嚼は，クラスプの把持によって義歯が動かないことから，左側が噛みやすいのです．

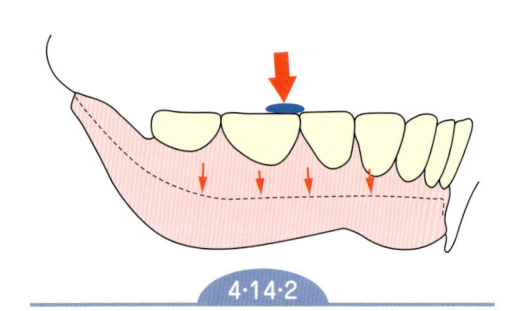

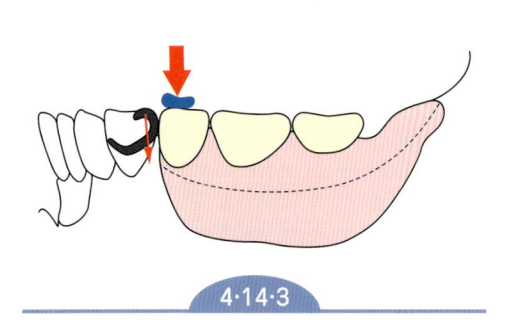

➜ 左側の 4̲5̲ での咀嚼は，レストを介して咬合圧が 4̲ の歯根膜に伝わります．

歯根膜内の圧受容器からの信号が，咀嚼運動とかかわりをもつと考えられています．これらのことから，左側のほうが右側よりはるかに噛みやすくなります．ここから教えられることは——

➜ レストによって歯根膜内からの信号を，咀嚼運動とかかわりをもつようにすると，咀嚼がスムーズにできるようになります．

左側 4̲5̲ で咬合が安定することは，著者の理論でも明らかです．

次に，このことを裏づける症例を示します．

図4・14・4に示す症例は，70歳代後半の女性です．この患者さんの残存歯は，2̲1̲|1̲2̲3̲4̲ で，「これまで何度義歯をつくっても，痛くて使用できなかった」そうです．

このような患者さんの義歯作製の要点は——

➜ 4̲ を，いかに咀嚼運動に組み込むかです．

7⁻3̲|5̲⁻7 欠損の義歯を安定させる要点

① できれば，3̲4̲ を連結冠にする．
② 4̲ のレストを確実に働くように設置し，4̲5̲ の咬合面に上顎臼歯の舌側咬頭を咬合させ，ここに咀嚼運動の主体を置くようにする．
　もし，4̲ の歯冠長が咬合平面まで届かなければ，図4・14・5に示すように，レストを咬合面板の形態にして 4̲ の咬合面に密着させ，新しい 4̲5̲ 咬合面に上顎の舌側咬頭を咬合させる．
③ 義歯が咬合力で動かないようにするため，リンガルバーではなく床にする．
④ 咬合様式は，リンガライズドオクルージョンとグループファンクションにする．
⑤ 咬合は 6̲5̲4̲|4̲5̲6̲ とし，7̲ は咬合させない，または排列しない．

図4・14・4に示した義歯は，4̲ のレストを咬合面板として 4̲5̲ を咬合させ，安定して食事ができるようになった症例です．この義歯の問題点は，支持様式が混合支持ということです．

混合支持の義歯は，咬合の狂いが早期に起こることと，義歯床や支台装置の破壊が発生しやすいという欠点があります．こまめな咬合診査が必要です．

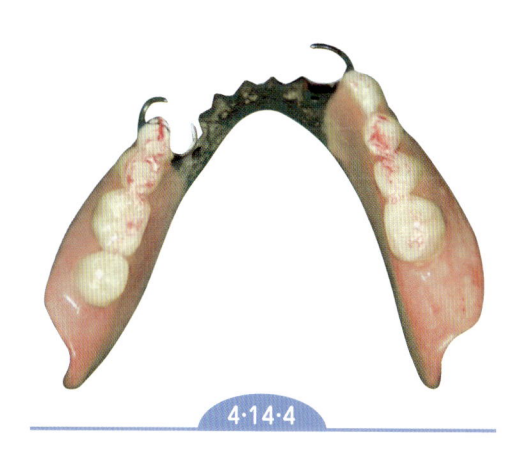

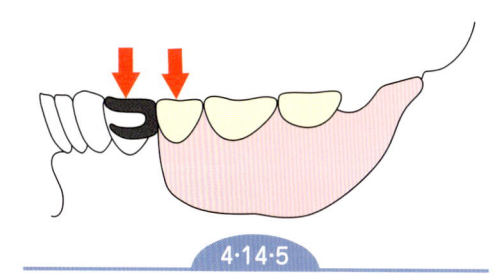

4・14・4

4・14・5

提言 15　クラスプの維持は，鉤腕の弾力を利用するものではない

▶クラスプと支台歯は，茶筒の蓋と缶の関係である

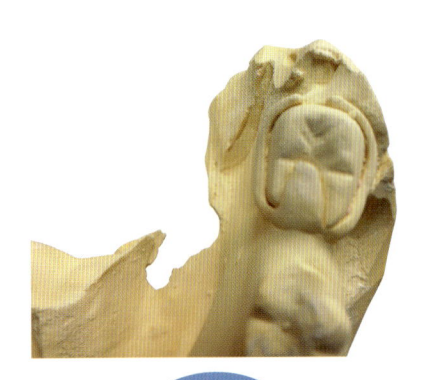

クラスプには多くの種類があります．そのうち臨床で最も使用されるのは，環状型の1つであるエーカースタイプとよばれるクラスプです．そこで本提言は，このクラスプに的を絞って解説します．クラスプの外形線については，成書では次のように記載されています．

「クラスプは，その先端がどれだけのアンダーカット量のところに位置するかによって維持力が左右される．大きなアンダーカットの部位に位置するものでは，離脱に対して大きな抵抗を示し，維持力は大きい．どの程度のアンダーカットに先端を設置するのが適切かは，使用するクラスプの金属の理工学的性質や，鋳造でつくるか線状のものを屈曲してつくるかによって異なり，クラスプの形態，鉤腕の長さや太さなどによっても違ってくる．また，クラスプを装着する支台歯の骨植状態によっても，ときには変える必要がある」

4・15・1

クラスプの要件

上記の説明で，クラスプの重要な要件の1つは──
→ クラスプは材質や製法が異なっても，その先端はアンダーカット部に位置させなければ，維持作用は得られないということです．

著者は臨床で，部分床義歯を長年使用している患者さんを多数みかけますが，そのほとんどのクラスプは，**図4・15・1**に示すように，クラスプと支台歯の間がゆるくなっています．これは線鉤だけでなく鋳造鉤でもみられる現象です．それでも患者さんは，その義歯を使って咀嚼を行っています．

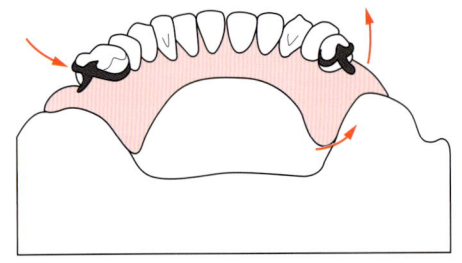

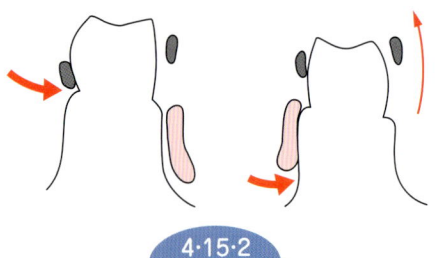

ゆるいクラスプで，どうして義歯が維持されるのか

それは，**図4・15・2**に示すように，粘着性の食品を右側で咀嚼すると，義歯の右側がもち上がります．すると──
→ 反対側のクラスプの頬側鉤腕が歯面に接し，また，右側舌側の義歯床が顎堤粘膜に接して，義歯のもち上げの力に抵抗するため義歯は抜けてこないのです．

4・15・2

クラスプの数が多いほど，また，義歯床が顎堤を十分被っていれば，その効果は大きくなります．この事実は次のことを意味しています．
→「クラスプの先端はアンダーカットに位置する」という条件をみたさなくても，義歯は維持できる．

先端をアンダーカットに入れることの弊害は，着脱時や咀嚼時の義歯の動きをとおして支台歯を揺することになり，咬合性外傷に罹患させる危険性を大きくしているのです．

クラスプによる真の維持とは

クラスプの維持作用とは，どのように考えればよいのでしょうか．それは，図4・15・3に示すように茶筒の蓋と缶の関係です．蓋はクラスプ，缶は支台歯に相当します．

その維持のメカニズムは，図4・15・4に示すようにアンダーカットによる維持ではなく，反対側のクラスプによる，いわば把持によって義歯は脱離から防止されます．

このメカニズムの意味することは──
→クラスプとは，鉤腕に幅をもたせ，最大豊隆部を通過する筒のような形態にすれば，支台歯に害を及ぼさない真の維持作用を有するクラスプとなります．

また，線鉤はクラスプの作用をなさないことがわかります．

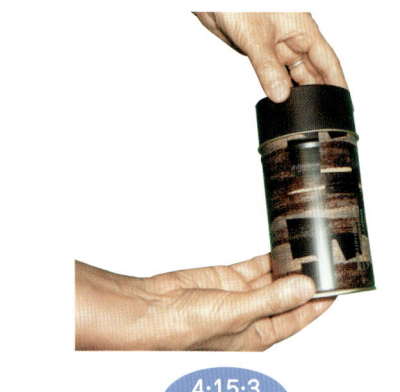

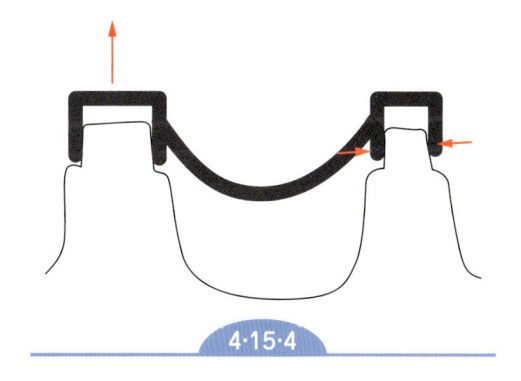

提言 16　理想的なクラスプは，ホープクラスプ hoop clasp である

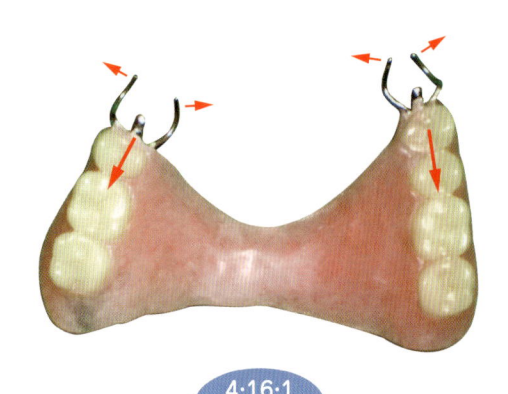

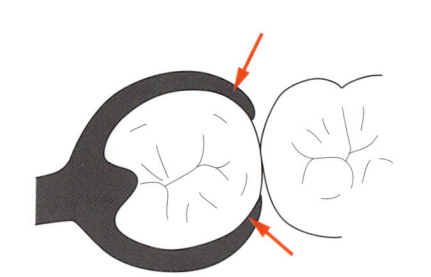

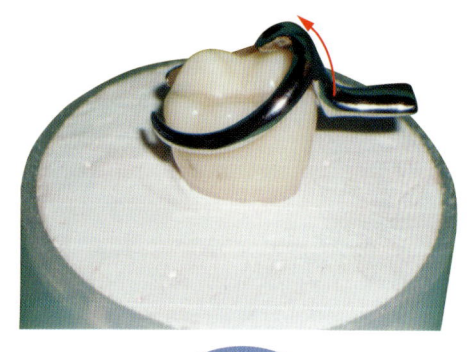

本提言では，著者が理想とするクラスプについて解説します．そこでまず，従来の代表的なクラスプの問題点を考えてみます．

エーカースクラスプの問題点

提言 15 で，エーカースクラスプのアンダーカットを利用する問題点について述べました．そのほか，エーカースクラスプの欠点は，図 4・16・1 に示すように，遊離端義歯に用いると鉤腕の先端が開くため，義歯の後方移動が起こるということです．

→ エーカースクラスプは，義歯の後方移動の把持に弱いということです．

この把持効果を確実にするには，図 4・16・2 に示すように，鉤腕先端を太くして，2 隅角に密着して把持する必要があります．しかし，これまでのクラスプの条件から，先端がアンダーカットに入ることが必要なために，鉤腕の太さに制限があります．

さらに，図 4・16・3 に示すように——

→ 鉤体部から上方に回転してもち上がる力には，抵抗力がないということです．

この事実は，たとえば，図 4・16・4 に示すような，$\overline{4567}$ 欠損の義歯で，$\overline{7}$ の遠心からクラスプを装着すると，咀嚼時にこのクラスプが浮き上がることからわかります．

しかし著者は，エーカースクラスプは，これらの問題点を除けば，きわめて理想的なクラスプだと思っています．

RPI 支台装置の問題点

RPI は，図 4・16・5 に示すように，近心レスト，補綴側のプレート，そして I バーからなっています．この支台装置には 2 つの欠点があります．それは，エーカースタイプと同じように——

→ 義歯の後方移動への力と，鉤体から上方に抜ける力に抗する把持力が弱いことです．

このことは，図から理解できると思います．さらに，RPI の欠点は——

→支台歯の補綴側とは反対の近心にレストを設置していることです．

　近心レストの問題点を図4・16・6に示します．咬合力による義歯の沈下は，レストを支点とした回転の動きとなります．RPIでは，図のように支台歯はほとんど沈下しないのに対し，隣接する人工歯の沈下が起こります．

　この現象は，$\overline{5}$の咬合面で硬く小さな食品の破砕がしにくくなります．また，歯根膜の圧受容器からの信号と関係する咀嚼運動にも影響します．さらに─

→RPIは，Iバーが唇や頰に触り，患者さんによっては，「意外に邪魔になる」といわれることがあります．

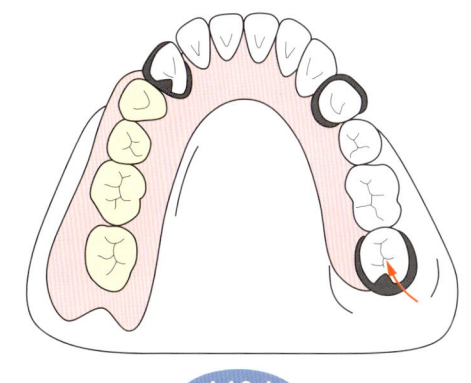

理想的なクラスプとは，どのような形態か

　著者の理想とするクラスプを，図4・16・7に示します．このクラスプは，エーカースタイプに似ていますが，先端はアンダーカットに入ってはいません．また，鉤腕は，エーカースタイプよりも幅広の形状をしています．

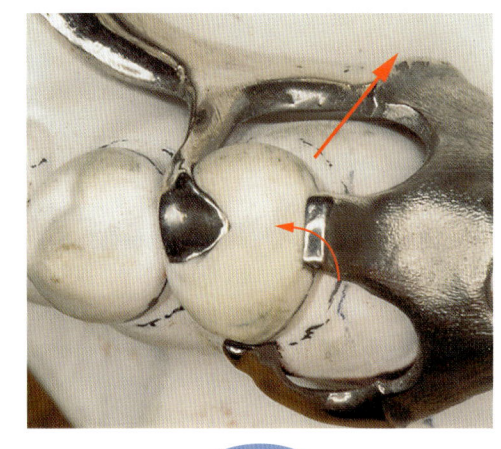

ホープクラスプの特徴

① 鉤腕上縁の全周は，サベヤーラインとほぼ同じレベルで設定する．
② 鉤腕は4隅角を被い，鉤腕先端はアンダーカットには入らない．
③ 鉤腕の幅は3mm程度とする．クラスプの内面は筒の蓋の形態として，最大豊隆部を通過するようにする．
④ レストは，必ず補綴側につける．

　著者は，このクラスプを「ホープクラスプ」と名づけています．ホープとは，桶のタガを意味します．このクラスプは，まさに茶筒の蓋と缶の関係です．これを用いることによって，クラスプの維持，把持，そして，支持の効果を十分に生かした義歯となり，支台歯への負荷も少なくなります．

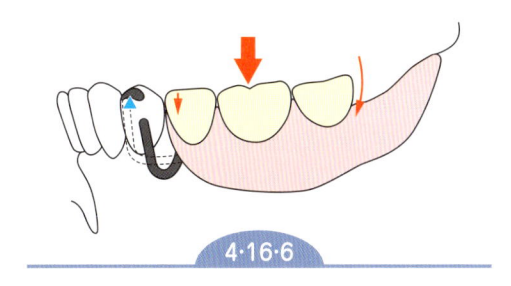

4・16・4

4・16・5

（藍　稔，五十嵐順正 監：スタンダード部分床義歯学，第2版，学建書院，2010より）

4・16・6

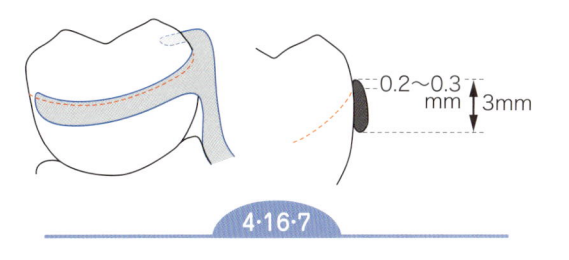

4・16・7

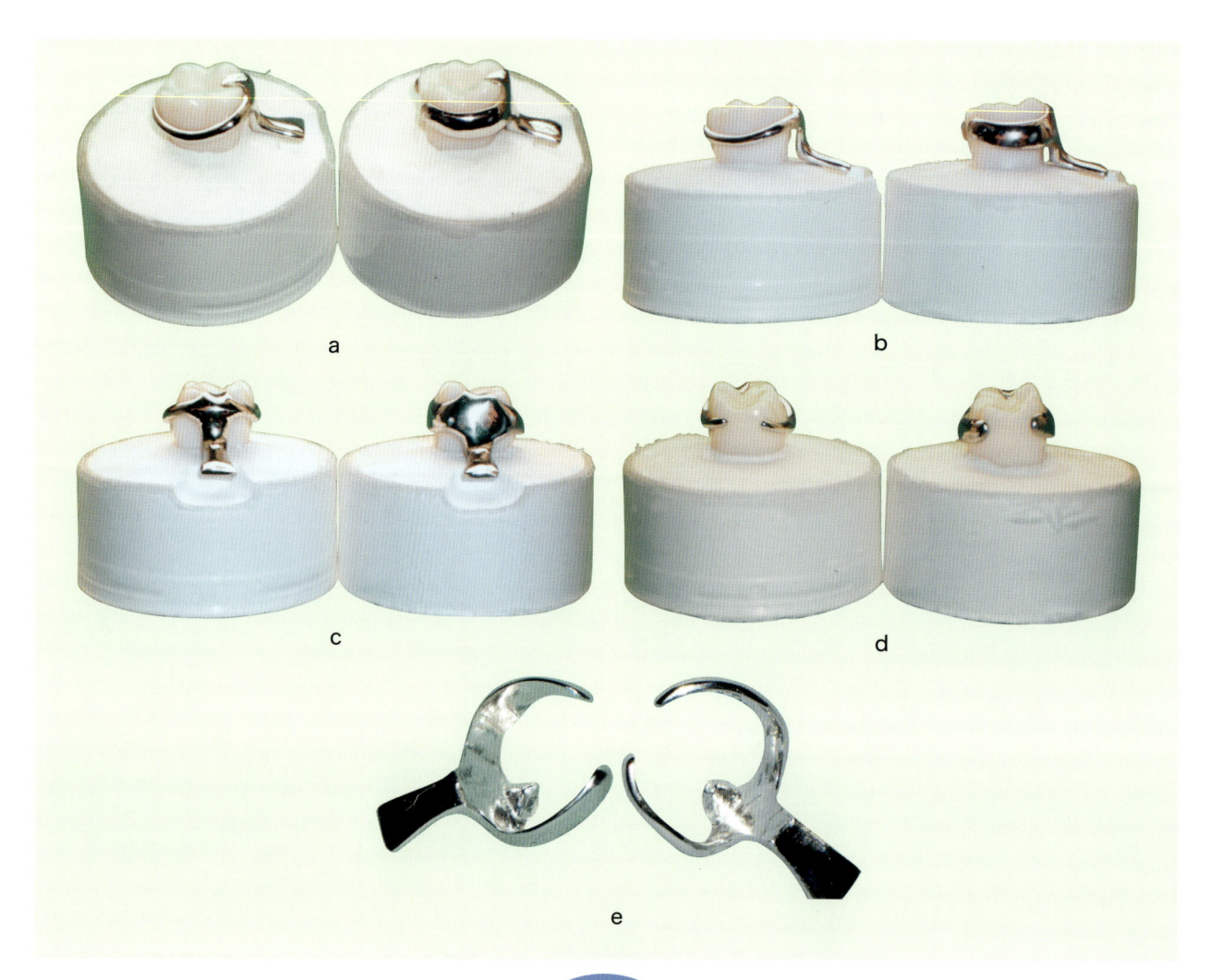

ホープクラスプの形状

　図4・16・8, aにホープクラスプと従来型のエーカースクラスプの全景を示します．図4・16・8, bは頬側面からみたものです．ホープクラスプは，鉤腕の上縁は，すべて最大豊隆線とほぼ一致しています．エーカースクラスプは，鉤体から鉤腕中央までは最大豊隆線より上にあり，鉤腕の先端はアンダーカットに入り込みます．

　図4・16・8, cは，鉤体から鉤脚部の写真です．ホープクラスプでは，最大豊隆線より下部は蓋状の鉤体内面とします．エーカースクラスプでは，鉤体全体は最大豊隆線より上にあります．

　図4・16・8, dは隣接面からみたものです．ホープクラスプでは，幅広で太い鉤腕の先端が隣接面の2隅角を被っています．エーカー

スクラスプの鉤腕は細く，先端はアンダーカット内に入っています．
　図4・16・8, e は，クラスプの内面の写真です．ホープクラスプでは，鉤腕と鉤体を含めて，クラスプ内面は最大豊隆線と同じ内径をしています．エーカースクラスプの鉤腕は，ほとんど線鉤に近い形状で，歯面とは線接触に近い関係です．

ホープクラスプにマッチした歯冠形態

　図4・16・9に示すように，鉤腕内面と接する支台歯の頰舌側面は，平面を有する形態です．このような支台歯の形態は，鋳造冠のような場合には自由につくることができます．しかし，天然歯の場合はできません．また，支台歯が多数にわたる場合には，各支台歯の壁面を平行に保たなければならないというむずかしさがあります．
　その場合には，**図4・16・10**に示すように，最大豊隆部をエナメル内で0.5～1 mm ほど，わずかに削除して平面をつくります．このようなわずかな平面では，平行性に障害をきたすことはありません．そして，把持と維持の効果を十分に発揮するクラスプをつくることができます．

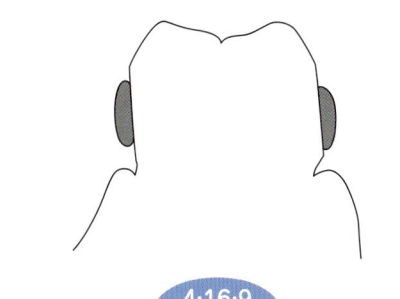

ホープクラスプが，エーカースクラスプより優れている点

① エーカースクラスプは，図4・16・11に示すように鉤体が支台歯からもち上がる回転力には維持は働かないという欠点がある．ホープクラスプは，この回転脱落に対する維持力を有する．
② エーカースクラスプは，図4・16・12に示すように，義歯の使用につれてアンダーカットに入っていた鉤端が開いて，ゆるくなるという欠点がある．この現象は，鋳造鉤でも起こる．
③ ホープクラスプは茶筒の蓋と筒の関係にあることから，着脱時に鉤端の開きがなく，いつまでも把持や維持効果を保つことができる．

　ホープクラスプは，従来のクラスプより維持や把持の効果が確実に確保されることから，義歯はきわめて安定することになります．
　ホープクラスプを使用する場合には，人工歯の咬合様式は，必ず著者の推奨するリンガライズドオクルージョンとグループファンクションに咬合調整して下さい．従来の ABC コンタクト咬合では，支台歯は，通常のエーカースクラスプを用いた場合よりも大きなダメージを受けることがあるので注意が必要です．

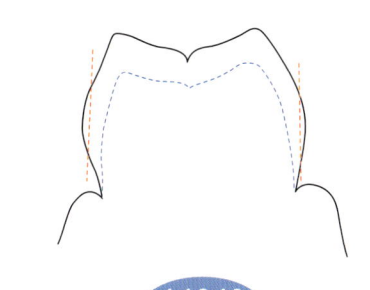

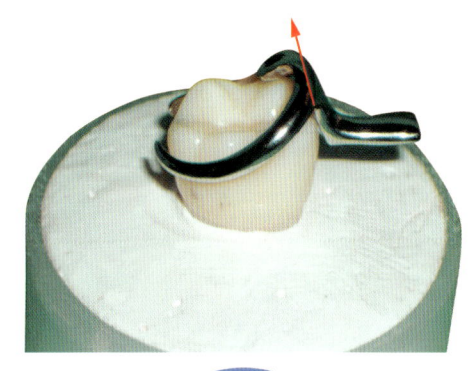

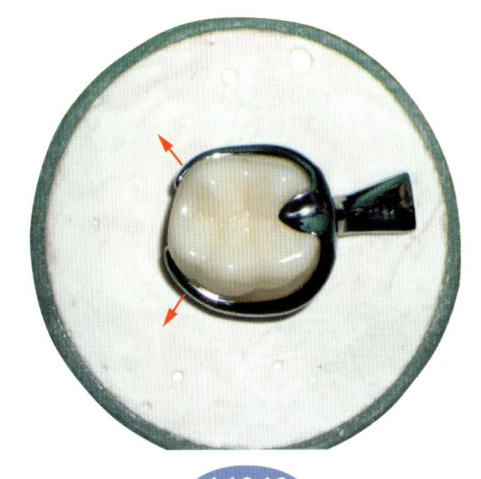

提言 17　クラスプの設置は，3点固定で設計する

▶ クラスプでは，遊離端義歯の沈下を止めることはできない
▶ クラスプは，遊離端義歯の浮上を止めるように設計する

　部分床義歯の設計で迷うのは，どの歯を支台歯とし，支台装置には何を用いるかでしょう．著者には，クラスプ設計に関する原則があります．

クラスプを設計するうえでの原則

① クラスプの設置は，3点固定で設計する．
② クラスプの設置は，遊離端義歯の後端の浮上を防止するように設計する．
③ 補綴側に隣接する歯は，必ず支台歯として設定する．
④ クラスプには，エーカースクラスプ（ホープクラスプ）を用いる．
⑤ 支台歯の補綴側には，必ずレストシートを設置する．

　クラスプの設置は，欠損状態で異なります．しかし，欠損状態は無数に存在します．そこで本提言では，欠損部位を分類した「**ケネディーの分類**」にしたがって，クラスプの設置と義歯安定の関係について考えてみましょう．

Ⅰ級欠損

　Ⅰ級欠損は図4・17・1に示すように，両側性の欠損で，歯の欠損が残存歯より後方に位置します．
　この欠損義歯の設計で，クラスプは 5|5 に設置が考えられます．この支台歯での部分床義歯は，図4・17・2に示すように，両側の義歯床をバーで連結するか，プレートにするかになります．
　いずれの方法でも，粘着性食品を咀嚼すると，5|5 を回転軸として，義歯の後端が浮上する現象が発生します．この浮上を抑えないと，義歯を安定して使用することはできません．
　その動きを止めるため，図4・17・3に示すように，4|4 のクラスプを追加することが考えられます．しかし，提言4で，5 4| に設置した双歯鉤で，4| の鉤腕に維持作用が働かないのと同じように，

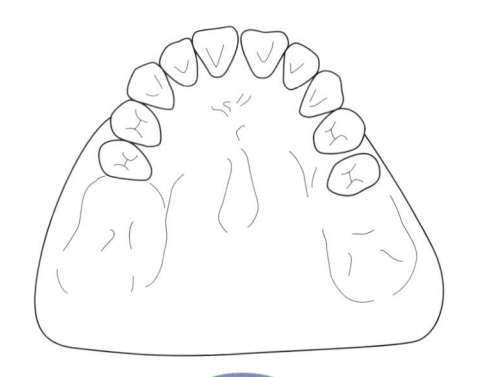

4・17・1

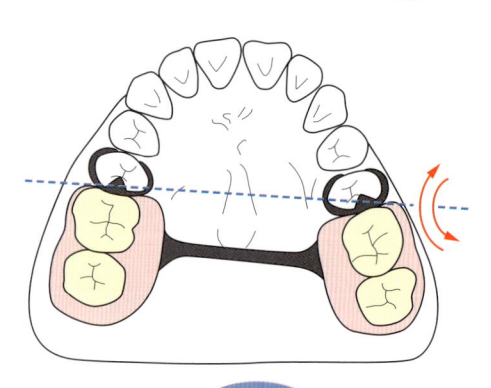

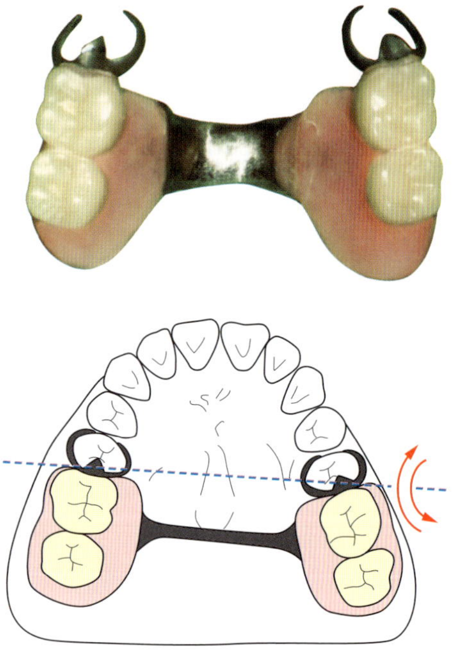

4・17・2

64

4|4 のクラスプはほとんど機能をなさないのです．その理由を説明します．

図4・17・3の 4| のクラスプは，近心から装着しています．ここで，義歯の後端をもち上げてみます．このときの回転軸は，図4・17・4に示すように，4| のクラスプの鉤体部が支点になります．

義歯浮上を押さえるのは，5 4| の鉤腕先端の維持になります．しかし，5| のクラスプは，図に示すように，前方に回転しながら浮上する方向に抜けることになります．この方向には，これまで説明したように維持は働きません．

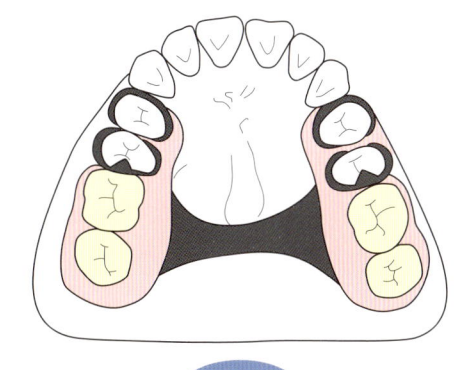

義歯浮上に真の維持として働くのは，4| の鉤腕先端です．しかし，この位置は回転軸からきわめて近いため，義歯後端の浮上を止めるには大きな維持力をもたなければなりません．もし，その維持力をもつと，クラスプは 4| を引き抜くことになります．したがって，4| には後端浮上を阻止する維持力はなく，後端が浮上すると，鉤腕先端は歯面をすべってしまいます．これまでの説明でおわかりのように――

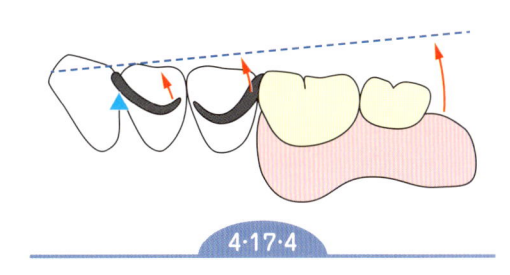

➜ 5 4|4 5 のクラスプでは，義歯後端の浮上を止めることはできません．

義歯後端の沈下を，クラスプで止めることはできない

義歯後端の沈下には，図4・17・5に示すように，5|5 のレストが回転軸となり 4|4 のクラスプが浮上することになります．回転力に対して拮抗するのが 5| の鉤腕の先端です．しかし，この鉤腕の先端は，回転軸から至近距離にあります．したがって，沈下の力を阻止することはまったくできません．

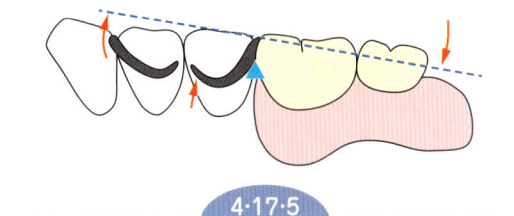

➜ 5 4|4 5 のクラスプでは，義歯床の沈下に維持作用は働きません．

さらに，図4・17・2に示したような小さい義歯床では，粘膜面の咬合圧負担が大きくなり，顎堤の変形が早く起こります．

➜ 両側遊離端義歯では，義歯床後端の浮上を抑えるクラスプの設置設計が，安定した義歯となるか否かを決めるのです．

Ⅰ級欠損の理想的義歯設計

図4・17・6示すように――

➜ 上顎義歯では，支台歯となる 5| は 5 4| と連結し，義歯床は口蓋全部を床で被う形態が最も安定します．

➜ 下顎義歯では，5 4| の連結を行い，さらに，7|7 を排列しないようにし，前歯部舌側を義歯床にすると安定します．

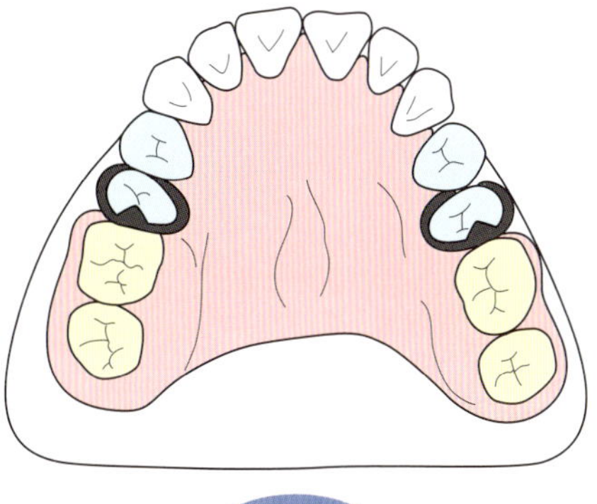

65

このように設計された義歯では，後端の浮上には，前歯部舌側の義歯床が抵抗します．しかし，咬合力による義歯床の沈下には，これを押さえる維持力はありません．遊離端義歯では，顎堤の吸収変形をできるだけ押さえるために，義歯床は顎堤を過不足なく被い，厳密な咬合調整が必要です．

それでも，使用期間が長くなると義歯床後端が咬合時に沈み，前歯部の義歯床が浮上するようになります．したがって，こまめな定期検診を行い，義歯の動きを点検する必要があります．

義歯床の形態については，提言 18，19 で解説します．

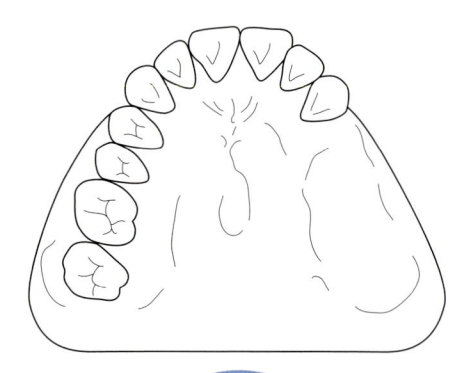

Ⅱ級欠損

Ⅱ級欠損は，図 4・17・7 に示すように，片側の欠損が残存歯の後方に位置するものです．

この欠損補綴の義歯は，図 4・17・8 に示すように，一般的には 6|3 にクラスプを設置した |4 5 6 7 の片側遊離端義歯となります．

このとき義歯設計で大事なことは，義歯のローリングとピッチングの動揺を，いかに防ぐかです．図に示すような義歯設計では，咀嚼のたびに 6|3 を軸とした回転が生じ，義歯の後端が動くことになります．これを止めるのは，図 4・17・9 に示すように，6|3 を結ぶ回転軸からできるだけ離れた歯，すなわち，4| にクラスプを設置すると動きを小さくすることができます．

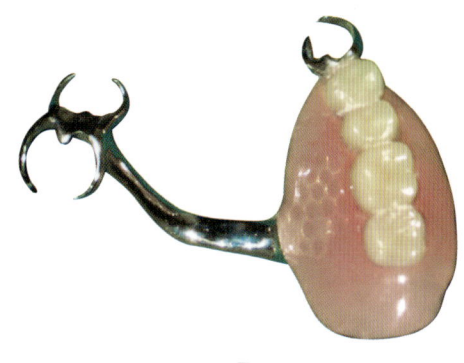

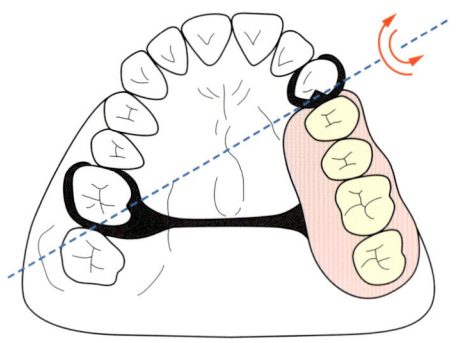

義歯の動きを最も小さくするクラスプ設置とは

図 4・17・10 に示すクラスプ設置が，最も義歯の動きを抑えることができます．しかし，この義歯の設計には，さらに別の問題があります．それは，咬合力に対する配慮です．図の義歯床の大きさでは，40～50 kg の咬合力に耐えられるのでしょうか．このような義歯を装着された患者さんは，提言 2 でも説明したように，必ず天然歯側が咀嚼側になります．しかし，非咀嚼側であっても，できるだけ大きな咬合力に耐えるようにすることが，咀嚼の安定や快適さにつながります．

Ⅱ級欠損の理想的義歯設計

咬合力に耐えて安定する義歯とは，義歯床を大きくすること，すなわち，図 4・17・11 に示すように——

→口蓋全部を被う義歯が，咬合力に対して最も安定した義歯となり

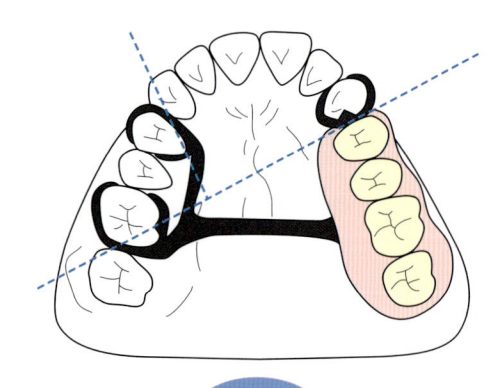

ます．

口蓋全部を被うとしましたが，その程度は，欠損歯の状態によります．もし，|4 が残存するのであれば，口蓋を被う程度は少なく，**図4・17・12**に示すように，口蓋の前部は被わなくてもよいことになります．この部を開けることによって，発音会話の機能に早く慣れてもらうことができます．

→ 下顎義歯の場合は，Ⅰ級欠損の義歯設計と同じように，7 を排列しないようにします．

そのほかの義歯形態は，上顎と同様です．

Ⅱ級欠損の義歯についても注意点があります．それは，早期に義歯床下の顎骨が吸収され，顎堤が変化することです．その結果，提言2で述べたように，左右の咬合に狂いが発生します．この点に留意して，定期検診をこまめに行う必要があります．

Ⅲ級欠損

Ⅲ級欠損は，**図4・17・13**に示すように，片側性の欠損部の前後に残存歯が存在するものです．

これは，中間欠損になり，義歯の支持様式は歯根膜支持となります．この欠損には，**図4・17・14**の上図に示すような義歯が装着さ

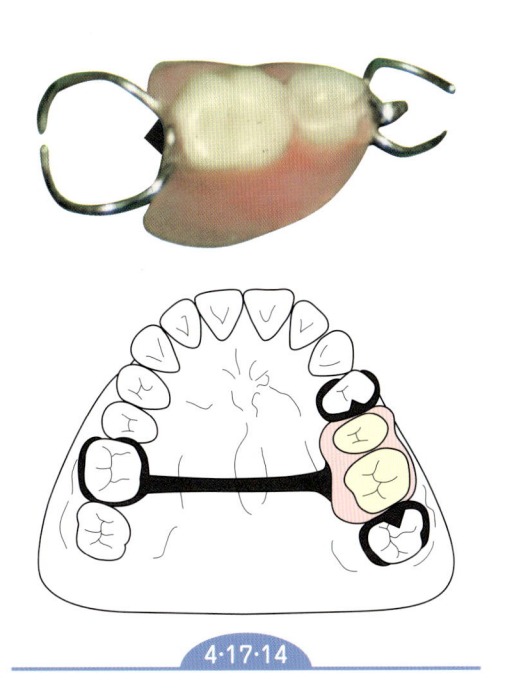

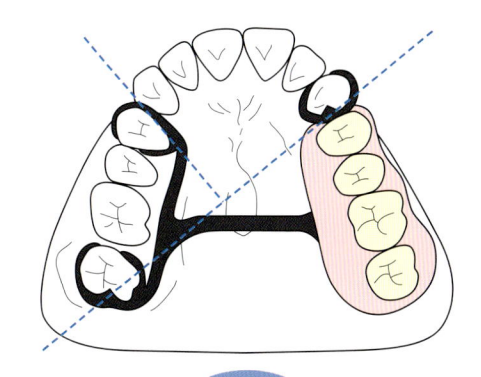

4・17・10

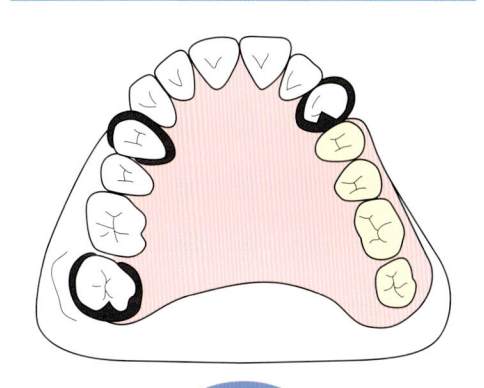

4・17・11

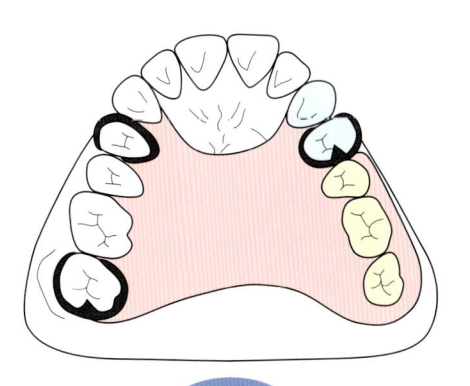

4・17・12

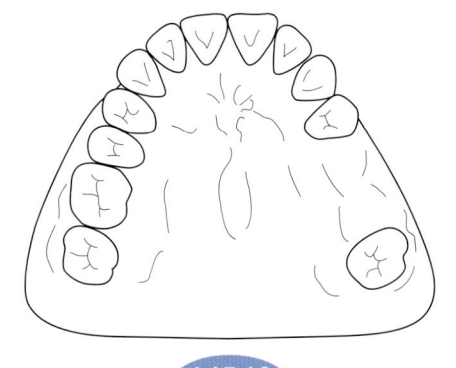

4・17・14

4・17・13

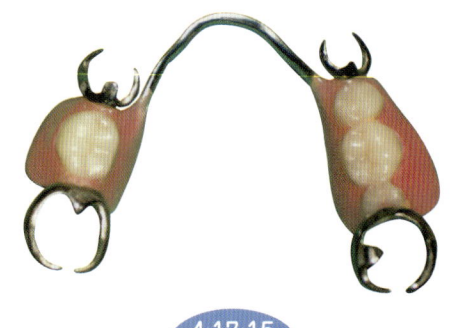

れるのではないでしょうか．

ところが，この義歯で咀嚼しようとすると，ローリングの動揺が生じるため咀嚼できません．ローリングの動揺を防ぐには，下図に示すように，反対側に固定点を求めなければ義歯は安定しません．このような義歯は，装着しても邪魔になって使ってもらえません．

4・17・15

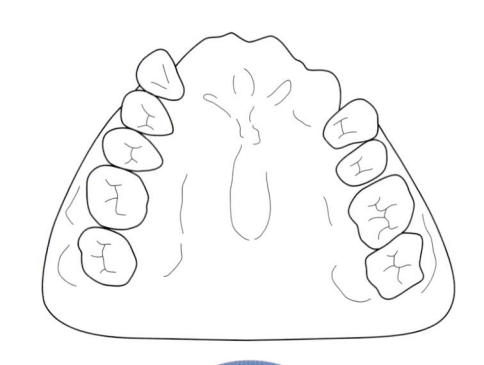

Ⅲ級欠損の理想的補綴治療

著者は，図 4・17・15 に示すような，義歯は設計しません．
→3 歯程度の中間欠損までは，義歯よりブリッジを設計します．

Ⅳ級欠損

Ⅳ級欠損は，図 4・17・16 に示すように，歯の欠損部が歯列の両側に及び，その遠心に残存歯が存在します．

4・17・16

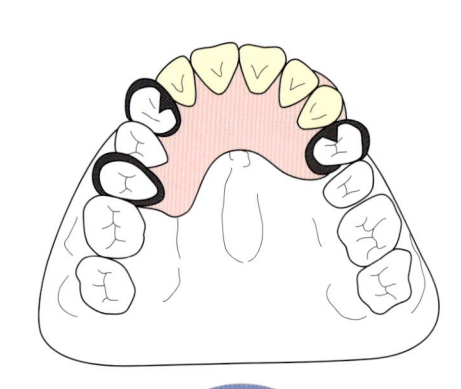

Ⅳ級欠損の理想的補綴治療

→このような欠損で，6〜7 前歯の欠損までならば，まずブリッジの設計が理想です．

著者の咬合理論は，アンテリアガイダンスや犬歯誘導咬合を構築しなくても咬合が成立するという考えから，6 前歯は咬合接触しないようにします．したがって，支台歯には負担圧がかからないことから，ロングスパンのブリッジが可能になります．しかし，さらに欠損歯が多くなると，義歯にせざるを得ません．

義歯の動揺に対する対策

前歯部を義歯で補綴する設計では，義歯の動揺と会話機能に対する配慮が求められます．図 4・17・17 に示すように，2 1|1 2 3 欠損を義歯で補綴した場合には，義歯は 3|4 のクラスプを回転軸として動くことを考慮して，図に示すように 5| にクラスプを設置します．すると今度は，義歯は 5|4 を軸として回転が起こります．この回転には，3| のクラスプが装着されているので，動きを止める働きをします．このように，義歯はクラスプの 3 点設置で安定します．

4・17・17

会話機能を障害しない義歯床設計

図 4・17・18 に示すような義歯では，口蓋部の床縁の位置と床の厚さが会話機能を障害します．

68

会話機能をできるだけ障害しないようにする方法

① 図4・17・19に示すように，義歯床の口蓋部はできるだけ薄く，ゆるいS字状カーブをもたせ，床縁がスムーズに口蓋に移行するようにします．

それでも，気になる患者さんには，

② 下図のように，中口蓋まで義歯床を一端長く伸ばしておいて，会話のしやすさを聞きながら，床縁を短く調節し，できるだけ会話の邪魔にならない床縁を決定します．

義歯床後縁と会話のしやすさには個人差があるので，こまめな配慮が必要です．このようにしても，はじめて義歯を装着した患者さんでは，会話時に義歯が邪魔になると感じます．しかし，こまめに配慮された義歯の場合には，患者さんは時を待たずに慣れることができます．

Ⅳ級欠損義歯の設計上の注意点

① 口蓋部の義歯床縁は，会話機能を障害しないように配慮する．
② 下顎の義歯の場合には，床タイプとする．
③ 前歯部の顎堤は，ほかの部位より変形が早く起こるので，義歯床と顎堤の適合状態を常に注意する．

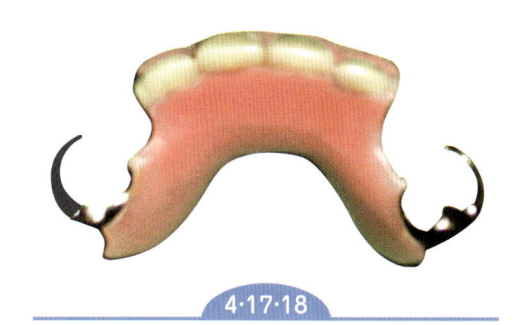

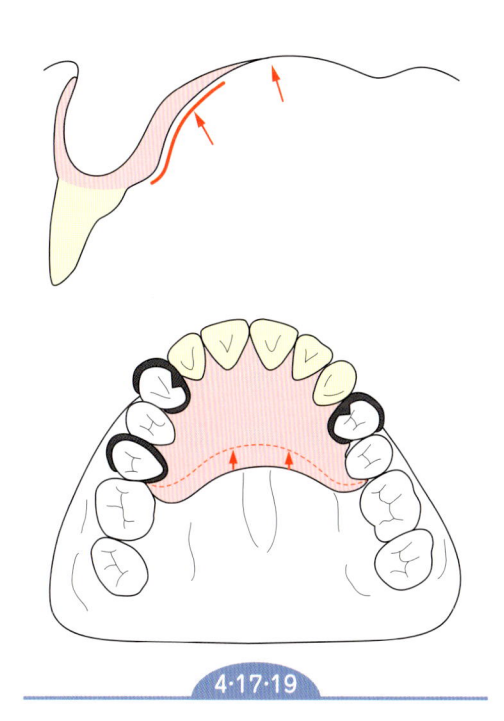

4・17・18

4・17・19

提言 18　下顎の大連結子には，屈曲リンガルバーは用いないほうがよい

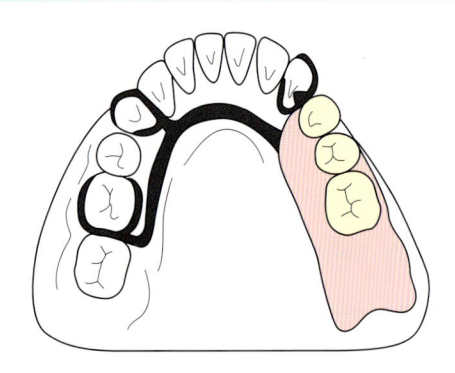

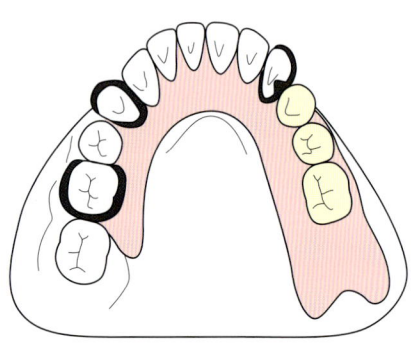

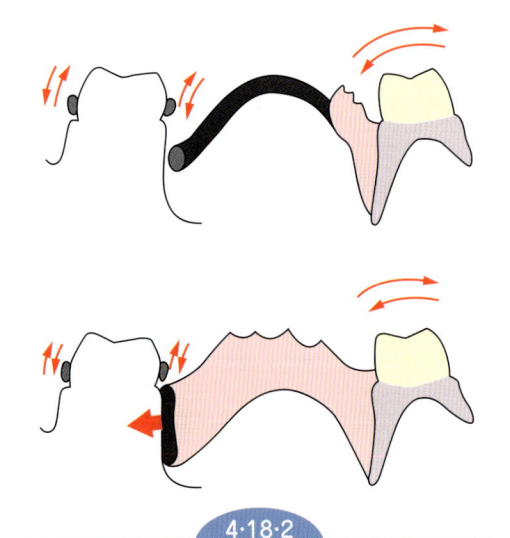

▶下顎の部分床義歯は，床タイプのほうが安定する

　提言2で，$\overline{7-4|}$欠損の片側遊離端義歯は，咬合を長期にわたって安定させることがむずかしいことを説明しました．では，$\overline{7-4|}$欠損の義歯で，快適な咀嚼と咬合の安定には，リンガルバーと義歯床のいずれが優れているのでしょうか．本提言では，このことについて解説します．

　図4・18・1に $\overline{7-4|}$ 欠損の部分床義歯の設計で，リンガルバーと義歯床の義歯を示します．2つの義歯に設定されたクラスプの位置はまったく同じです．したがって，クラスプによる維持と把持の効果はまったく同じになります．そこで，2つの義歯について，咀嚼時の安定について考えてみます．

咬合力に対する耐圧性について比較する

　咬合力に対する耐圧性については，図からわかるように，床タイプの義歯はリンガルバーより床面積が大きいことから，明らかに優れています．

ローリングの動きに対する抵抗性を比較する

　ローリングによる義歯の動きの様相を，図4・18・2に $\overline{6|6}$ 部の断面で示します．リンガルバーを使用した義歯では，上図に示すように，$\overline{|4\,6}$ のクラスプの維持と把持作用によってのみ抵抗します．
　一方，床タイプの義歯では，下図に示すように，反対側の義歯床の舌側床面がローリングに対して抵抗します．なぜなら，右側の人工歯のわずかな回転の動きでも，反対側では拡大されて大きな動きとなって現れます．また，この動きを止めるのはわずかな抵抗力でよいことから，反対側の義歯床でも十分動きを止めることができます．したがって——

→ $\overline{7-4|}$ 欠損の部分床義歯の設計は，リンガルバーではなく，義歯床で作製すると，義歯は動かず，安定して咀嚼ができます．

　ここで疑問が生じます．それは，舌側の義歯床の厚さが邪魔にならないか，ということです．そこで，義歯の快適さを決定する因子

は何か，について考えてみます．

義歯の快適さを決定する必要最小限の因子
① 咀嚼運動中に痛みが発生しないこと．
② いかに天然歯時代の咬合力に近い力で噛めるか．

　歯は喪失しても，咀嚼筋の収縮力は依然として存在しています．したがって，義歯が動かないことによって痛みの発生は抑えられ，十分な咬合力が食品に加えられることが義歯の最も大切な要件です．

　まず，義歯では，この2つの要件を満足させることです．そのあとで邪魔にならないようにする，ということです．これをはき違えて，邪魔にならない義歯を優先しても，噛めない義歯になっては何の意味もありません．

　さらに，著者が強調したいことがあります．それは，屈曲リンガルバーの使用は，患者さんにとって決して快適さを得ることにはなりません．

　図4・18・3に示すような義歯は，リンガルバーの上から即時重合レジンで被って，義歯床に替えただけで，患者さんからは快適な義歯になったといわれます．それほど，下顎義歯では，舌側を義歯床に替えると安定するのです．

　また，義歯が安定すると，患者さんは義歯床の分厚さなどは，まったく気にしなくなります．義歯床舌側の厚さは慣れの問題です．噛めるようになれば，患者さんから「邪魔になる」といわれることはなくなります．

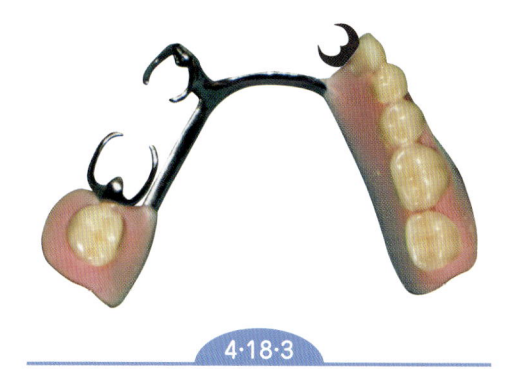

4・18・3

提言 19 上顎の大連結子には，屈曲パラタルバーは用いないほうがよい

▶上顎の大連結子は，床タイプか，パラタルストラップがよい

図4・19・1に 7-4| 欠損の義歯を示します．上顎の片側遊離端義歯では，図に示すような義歯が一般的に設計されるのではないでしょうか．しかし，この義歯には，2つの問題点があります．

この義歯の問題点

① 義歯床後端の浮上を抑える設計になっていないこと．
② 屈曲パラタルバーを使用していること．

これらの問題点について考えてみたいと思います．第1の問題点は，反対側に双歯鉤を使用して義歯のローリングを止めています．しかし，提言4で説明したように，双歯鉤では義歯後端の浮上を止めることはできません．この義歯は，これまで説明したように，**図4・19・2**に示すようなクラスプ設計をすれば，浮上を抑えることができ，安定します．

次に，第2の問題点である屈曲バーの問題点について考えてみたいと思います．

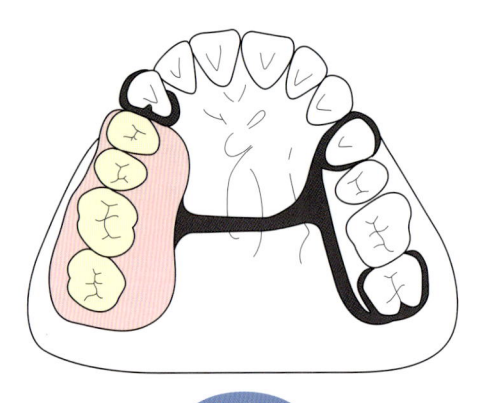

屈曲パラタルバーの問題点

→上顎義歯では，下顎義歯と異なり，咀嚼と会話という2つの機能に配慮して設計する必要があります．

1　嚥下の機能に関係する問題点

嚥下運動とは，オケーソンの著書から引用すると，**図4・19・3**に示すように，3つのステージからなっています．この過程で大事なのは第1ステージです．粉砕された食塊の動きについてみると，舌の運動によって舌背と口蓋が密着しながら，食塊を口蓋から咽頭に押し込んで行きます．この運動では，舌背が口蓋の全面に密着することが，スムーズな嚥下運動を行うためには大切な要件となります．いわば，口蓋と舌は，注射器のシリンダーとピストンの関係といえます．屈曲バーは，口蓋に密着させることはできません．食塊がバー上を通過するときに，舌と口蓋の密着性が悪くなり，スムー

第1ステージ　　　　　　　第2ステージ　　　　　　　第3ステージ

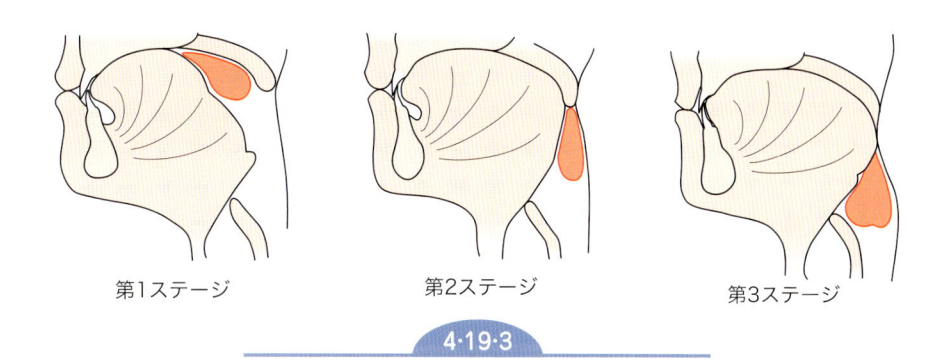

4・19・3

ズな食塊の送りができなくなります．屈曲バーは，スムーズな嚥下運動を阻害しているのです．

→屈曲バーよりも，図4・19・4に示すように，義歯床にしたほうが嚥下運動はスムーズになり，義歯も安定します．

2　会話や発音の機能に関係する問題点

この機能は，周知のように舌先や舌背と口蓋や前歯の接触が重要となります．正しい発音には，さまざまな因子が関係しますが，部分床義歯では，舌と口蓋の触れる位置に義歯床が存在するか否かです．

問題となる発音は，サシスセソ，タチツテト，ナニヌネノなどです．これらを発音してみてわかるように，舌先や舌背が前口蓋や中口蓋の粘膜と接触して構音します．したがって，図4・19・5に示す義歯のように——

→発音時に舌先が義歯床の辺縁に触れると，これまで発音していた舌の位置と異なることから，「しゃべりにくい」といわれることになります．

会話機能と義歯床との関係は，提言17で説明しました．

上顎の大連結子は，どのような形態がよいか

欠損歯が少ない場合に著者が提唱するのは，図4・19・6に示すような，パラタルストラップとよばれる大連結子です．パラタルストラップとは，バーを薄く，帯状にした形状をしています．その位置は，中口蓋と後口蓋の中間あたりに配置するのがよいと思います．そして，ストラップは粘膜と密着していることが大切です．この位置は，会話や嚥下の機能を最も障害しません．

欠損歯数が多くなれば，床タイプの部分床義歯のほうが咬合の長期安定が得られます．

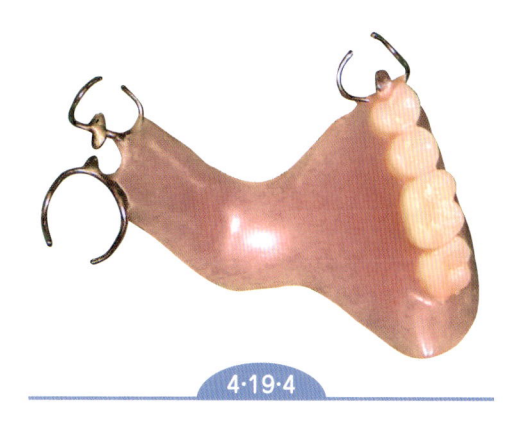

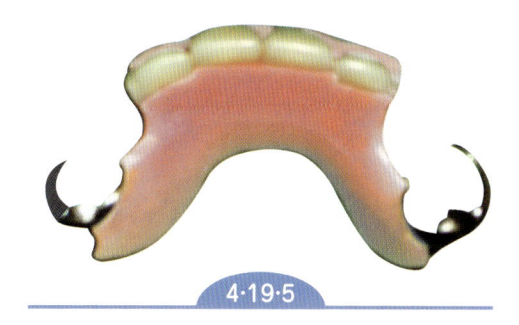

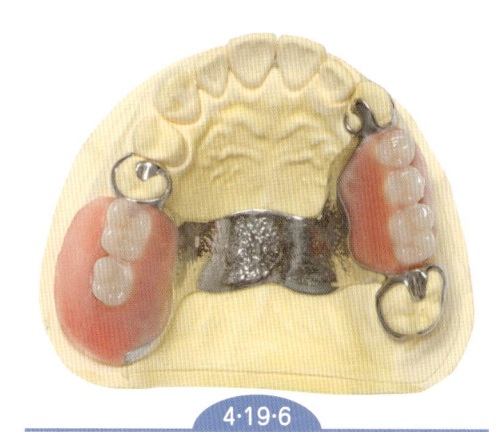

4・19・4

4・19・5

4・19・6

（藍　稔，五十嵐順正 監：スタンダード部分床義歯補綴学，第2版，学建書院，2010 より）

提言20　咬合高径の回復は，咀嚼と会話のしやすさの確認からはじめる

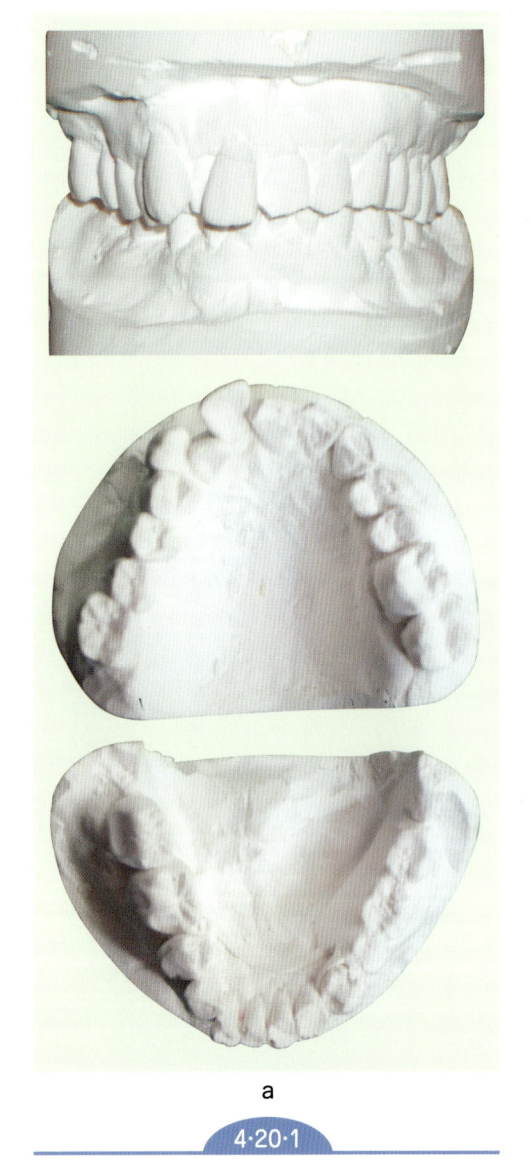

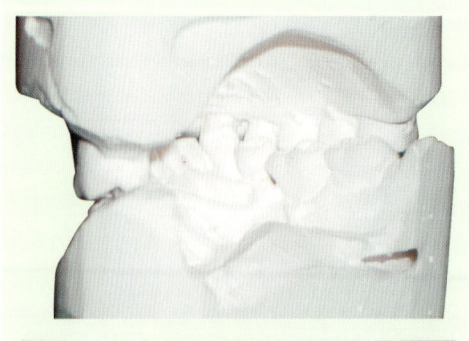

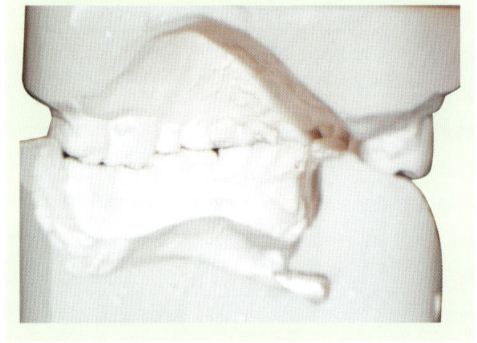

　提言9で，セントリックストップの安定しない患者さんの話をしました．再度その症例をもとに解説します．

　図4・20・1に示す患者さんの咬合は，図4・20・1, bに示すように，右側臼歯はハサミ状咬合，左側には義歯が入っています．

　このような咬合状態では——

→生来の咬合高径は失われ，中心咬合位の高径は，少なからず低くなっています．

　咬合が低い場合には，適正な高径に回復する必要があります．治療法は，左側の部分床義歯の再製と，右側のハサミ状咬合の改善です．

　ハサミ状咬合の改善の方法は，患者さんによって異なりますが，咬合性外傷で動揺しているようならば，その治療を兼ねて図4・20・2に示すように，5̲ 6 7の咬合面中央に除去用バーで溝を掘り，0.9 mm前後のクラスプ線を通して光重合レジンで連結固定します．そして，右図に示すように咬合面を平坦に整え咬合調整します．

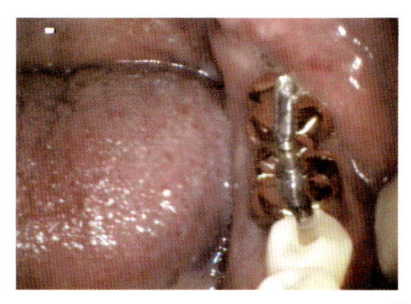

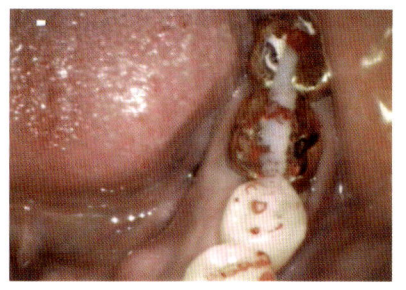

4・20・2　　　　　　　　　　　　　　　　　　　4・20・3

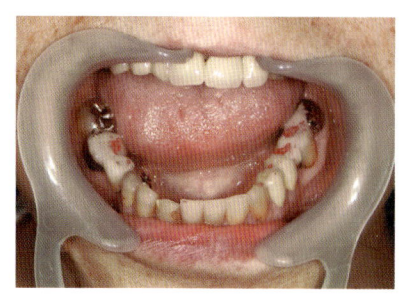

　通常の場合は**図4・20・3**に示すように，臼歯咬合面に光重合レジンを添加し，咬合調整によって咬合面を整え咬合高径を挙上します．
　レジンの接着に際しては，FCKなどの金属面には，事前に5号のカーボランダムポイントで粗雑面をつけ，ボンディング後にレジンを添加します．また，天然歯ではエッチング，ボンディングを行います．

　図4・20・4, aは，咬合高径を，暫間的に回復した咬合面です．咬合接触の状態は，**図4・20・4, b**に示すように，右側の上下顎臼歯は，水平な咬合面同士の一部が咬合するようにします．最後に，義歯と右側の天然歯の咬合高径が同一になるように咬合調整します．
　調整から1～2週間後，咀嚼や会話のしやすさについて尋ねます．問題がなければ本格的な治療に入ります．

患者さん固有の咬合高径はどこにあるのか

　咬合挙上で最も注意しなければならないことは，どこまで咬合を挙上させるかです．患者さんには——
→生来固有の高径が存在します．しかし，いったんそれを失うと，その高さを決定する臨床的根拠がありません．

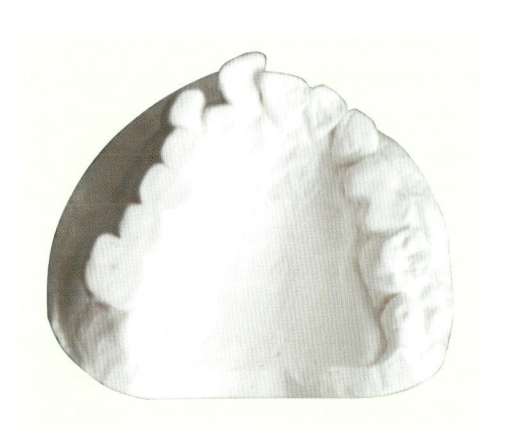

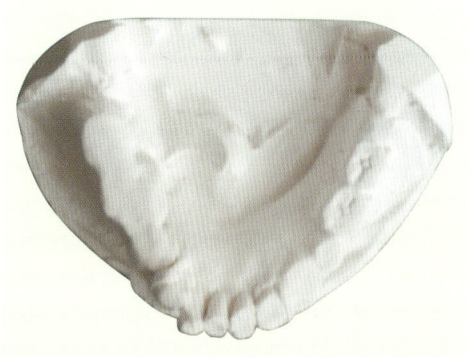

a

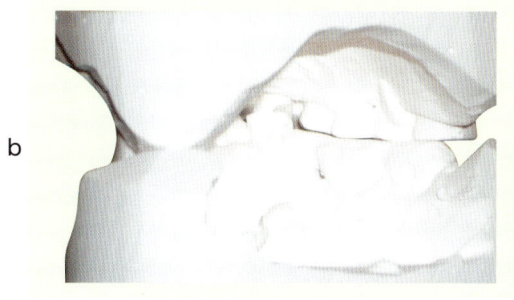

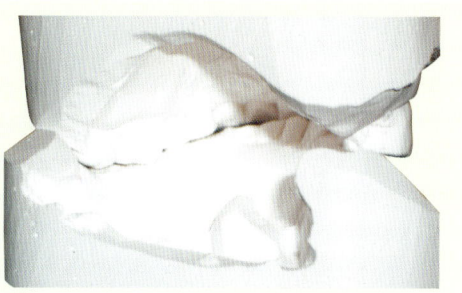

b　　　　　　　　　　　　　　　　　4・20・4

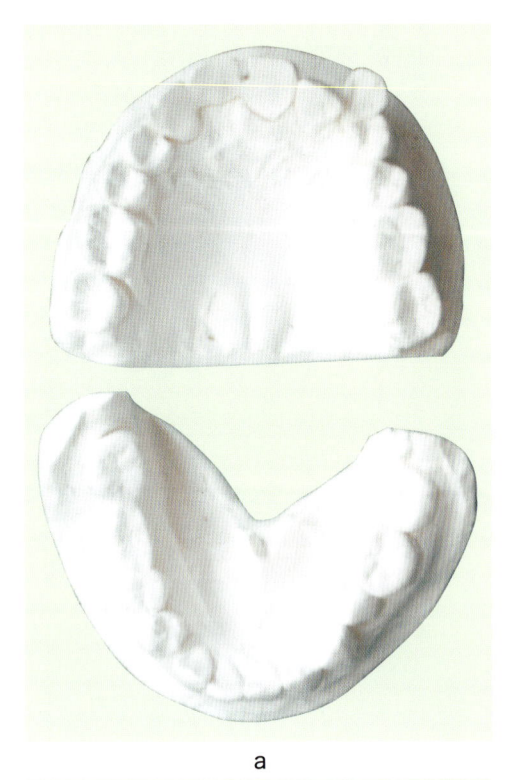

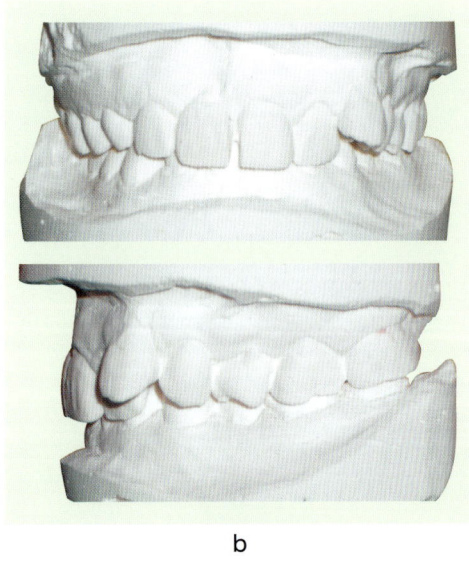

著者の理論では，適正な咬合高径は，上下顎の歯槽堤が平行線を呈する高さにあります．

→ 患者さんの咬合高径には，生来の中心咬合位からある許容範囲が存在し，その範囲内で咬合高径を設定すると咬合は安定します．しかし，これを超えた咬合挙上を行うと，強烈なブラキシズム，おもにくいしばりの症状が出現します．

→ 許容範囲とは，閉唇空隙の幅をいい，この範囲内に咬合高径を設定することが必要です．

閉唇空隙の幅には個人差があり，きわめて狭い方がいます．したがって，咬合高径の決定には細心の注意を払う必要があります．閉唇空隙に関しては『全部床義歯の痛み』（学建書院，2011）をご参照下さい．

咬合挙上の術式

咬合挙上には，光重合レジンのフロータイプを咬合面に添加して，新しい咬合面をつくります．初回の咬合挙上は 0.2〜0.3 mm ほどのわずかとし，1〜2 週間の経過をみます．

ブラキシズムの症状がなく，さらに挙上の必要性があれば追加挙上を行います．ただし，少しずつ 3〜4 回に分けて挙上させ，様子をみます．そのためには，十分な問診を行うことが必要です．このあいだに，もしブラキシズムの症状が現れたら，即座に咬合面を削除して咬合を下げます．そのまま経過をみても，症状は決して改善しません．それどころか症状は悪化し，患者さんに辛い思いをさせることになります．

ブラキシズムの症状が現れなくても，咀嚼や会話のしやすさに影響します．その状態とは，患者さんの言を借りると，「しゃべると時々歯がぶつかる」，「噛もうとすると，すぐ歯がぶつかる」，「もっと噛み込みたい気がする」，「しっかり噛めない」などの訴えがあります．これらの症状は，咬合高径がわずかに高いときに現れます．また，肩こりの症状が出現することもあります．

著者の理論では，下顎臼歯の咬合面が水平面で咬合が成立することから，このような咬合調整法の技術が可能になります．

咬合挙上に失敗した症例

咬合の挙上は，臨床上きわめて重要な問題です．ここで，あらためて解説します．

図4・20・5, aに示す患者さんは，30歳半ばの女性です．下顎には，⑦6⑤のブリッジ，|6 7|にFCKが入っています．上顎は，|7 6|にFCK，|6|にFCK，|7|にアンレーが入っています．咬合高径は，図4・20・5, bでわかるように，かなり低くなっています．おそらく生来の咬合が低いところに，補綴治療によってさらに低くなったものと考えられます．

　この患者さんの咬合挙上を行うことになりました．その理由は，下顎臼歯が再治療になったこと，さらに，患者さんからの，「上顎の前歯に下顎前歯が被っているので気になる」との訴えからです．個々の臼歯の治療は咬合挙上後に行います．

　初回は，0.3 mm程度の挙上にとどめて様子をみました．まったく異常がないことと，患者さんから「もっとあげて欲しい」という希望があったことから，その後4回にわたり挙上を行いました．そして，最後に挙上した状態を図4・20・6に示します．この挙上処置が終わったあとから，くいしばりの症状が出現しました．そこで，すぐに高径の低下処置をして，何とか症状が治まった咬合状態を図4・20・7に示します．

　この患者さんの場合，何mmの咬合挙上で症状が出現したのでしょうか．模型上で，上下顎の第一大臼歯の歯頸部間距離を測定してみました．

　図4・20・8に示すように，初診時の歯頸部間距離は9.1 mmで，ブラキシズムの症状が出現したときの距離は11.8 mmでした．すなわち，2.7 mmの挙上で症状が出現したのです．そして，症状が治まった距離は10.7 mmでした．

　咬合挙上の限界が1.6 mmで，歯頸部間距離で9.1〜10.7 mmのあいだが許容範囲です．そして，大事なことは，「真に適正な咬合高径は，10.7 mmよりさらに低いところにある」ということです．

　この患者さんから教えられることは——
→ある高径に咬合挙上をして症状が出現しなくても，さらに挙上することによって，いったん症状が出現すると，これまで症状の出なかった高径に戻しても，症状は治まらないということです．

　そして，症状を抑えるには，もとの高径近くまで下げてスプリントを用いなければならない場合があります．したがって，咬合挙上には十分注意を払い，症状が出現する前に咬合高径を決定することが大切です．

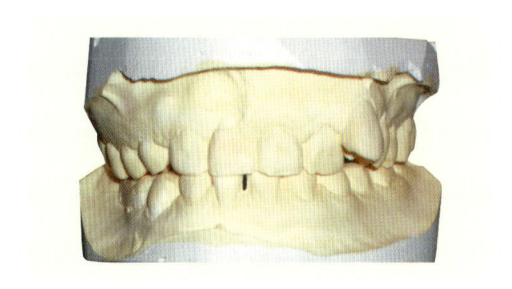

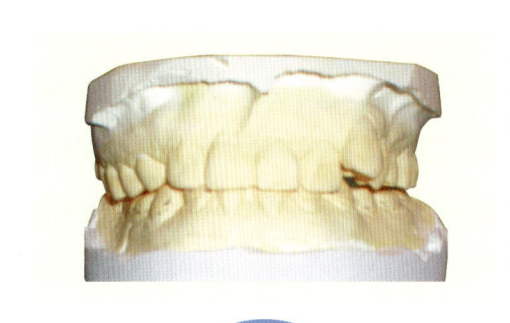

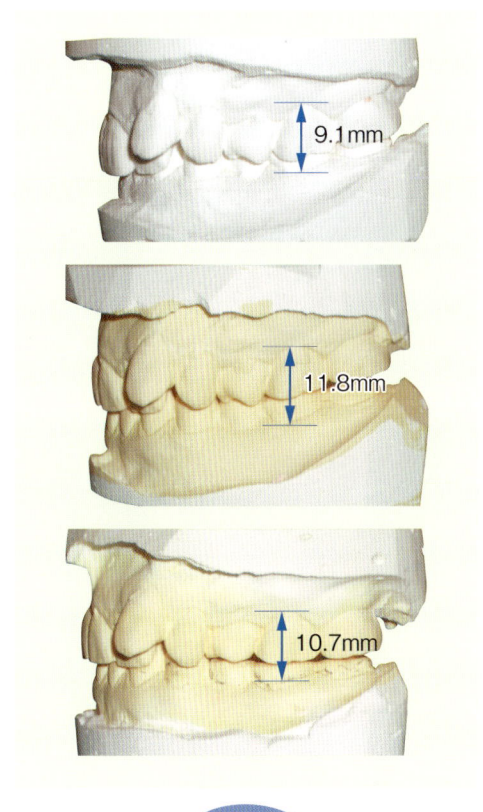

提言 21 オーバーレイ義歯は吸着が悪く, 破折の原因となりやすい

　残根を被ったオーバーレイ義歯, O-ring や磁性アタッチメントを利用したオーバーレイ義歯などを, ときどきみかけることがあります. 本提言では, 残根上オーバーレイ義歯について, 問題点を考えてみます.
　利点として, 成書には次のように記載されています.

オーバーレイ義歯の利点

① 歯根が残存しているため, 抜歯に伴う歯槽骨の吸収が防止できる.
② 歯根膜が存在しているため, 歯根膜感覚が保全される.
③ 歯冠歯根比を改善することになり, 残根歯への側方力の負荷が軽減される.
④ 歯冠がないため, 咬合関係や審美性の改善が容易となる.
⑤ さまざまなアタッチメントを利用して, 義歯の安定をはかることができる.

　ここで, 著者が問題にしたいのは, ②項の歯根膜が存在しているため, 歯根膜感覚が保全されるという項目です. この項目を, 下顎の $\overline{3}$ の1歯のみが残根で, ほかの歯はすべて喪失している症例をあげて考えてみます.
　図4・21・1に $\overline{3}$ の残根上オーバーレイ義歯の断面図を示します. ②項にいうような歯根膜感覚を得るためには, この図でおわかりにように, 義歯床内面と残根が接触していなければなりません.

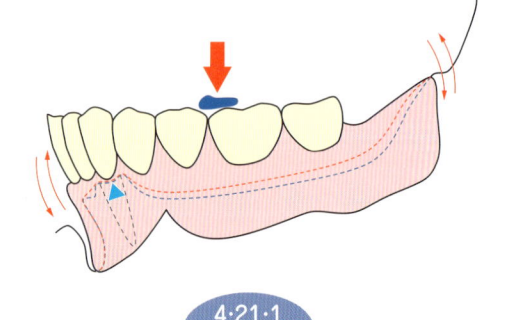

義歯床と残根が接触したオーバーレイ義歯では, どんなことが起こるか

→咀嚼運動を行うと, 図に示すように, $\overline{3}$ を支点としたシーソー運動が起こります.
　その結果, きわめて義歯の吸着が悪くなります. なぜなら, 全部床義歯の吸着作用は, 咬合圧が加わったとき, 床面全体が同じように沈み, 常に粘膜と義歯床の全面が密着しているときに最大の吸着力を発揮するのです.

4・21・1

|3 を支点としたシーソー運動をする全部床義歯では，きわめて吸着が悪くなります．この義歯の支持様式は，歯根膜粘膜支持の混合支持となります．したがって，|3 を支点としたシーソー運動は，図に示すように──
→硬い食品を破砕しようとすると義歯がたわみ，義歯の吸着が悪くなるばかりでなく，義歯破折の危険性が大きくなります．

残根上オーバーレイ義歯は，どのようにすれば安定するのか

　それは，図4・21・2に示すように──
→義歯がどんなに沈下しても，残根と触れなければシーソー運動が発生しないため，義歯は安定します．

　このことを考えると，②項の歯根膜感覚を得ることは，オーバーレイ義歯ではできないのです．アタッチメントを利用して義歯を維持する場合は，歯根膜感覚を得ることができます．それは，義歯に加わる咬合圧がアタッチメントを介して歯根に伝わるからです．しかし，義歯のシーソー運動は起こるので，義歯破折を引き起こす危険性があります．定期的な点検と，顎堤の変化に応じたリベースが欠かせません．

　図4・21・3に示す義歯は，|5 の残根上を被ったオーバーレイ義歯です．残根上の義歯床面は十分削除して，残根と義歯床が触れないようにして安定させています．

　余談になりますが，この義歯は，|6 にはレストを設置せず，全部床タイプの義歯になっています．支持様式は粘膜支持です．

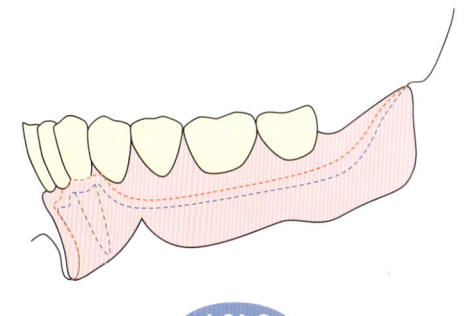

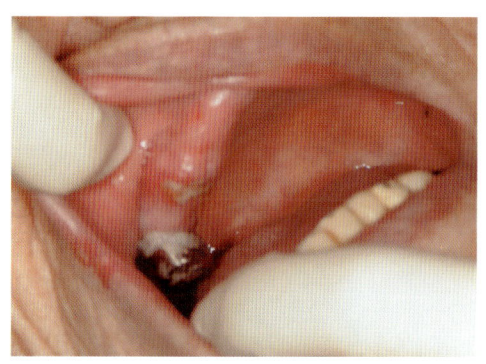

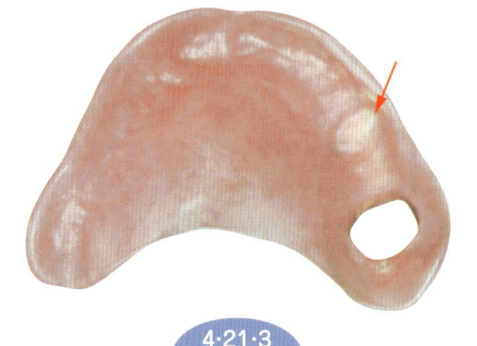

提言22　義歯の床縁は，コルベン状にする必要はない

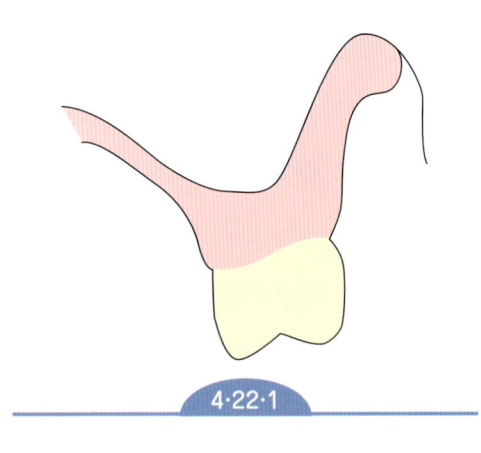

　成書には，「義歯の唇側や頬側の床縁形態は，コルベン状形態を付与する」とあります．とくに，全部床義歯の床縁形態でよくいわれます．コルベン状形態とは，図4・22・1に示すように，床縁に丸みをもたせるものですが，その形態の詳細については記載がありません．

コルベン状形態の役割

　成書では，「辺縁封鎖による義歯の維持の強化や床下への食片の侵入を防止する」としています．コルベン状形態が，辺縁の封鎖によって床下への食片の侵入を防ぐことができるのでしょうか．
→義歯床の粘膜面に食片が入り込むのは，義歯床が咀嚼運動によって粘膜から浮き上がるからです．

　コルベン状形態にしても，義歯のがたつきを防ぐことはできません．また，コルベン状形態が，義歯床の強化につながるとも思えません．

なぜ，床縁をコルベン状にした義歯をつくるようになったのか

　全部床義歯の印象法に，ご存知のように機能印象法があります．この印象の歯肉頬移行部は，コルベン状になります．著者の推測ですが，その形態が，そのまま義歯形態として反映されたものではないかと考えています．

　しかし，よく経験することですが，リベースをしたときに義歯床縁が小さいと，床縁からはみ出したリベース材が歯肉頬移行部に入り込みます．その形態は，決してコルベン状にはなりません．

　このことからもわかるように，義歯床縁を決定する歯肉頬移行部は，本来はまったく隙間がなく，歯肉と頬粘膜は密着しています．ここにコルベン状の床縁が存在することは，歯肉と頬粘膜を押し広げていることになります．著者の経験では，コルベン状形態から，図4・22・2に示すようなナイフエッジ状に修正すると，「楽になった」といわれます．義歯の吸着は，コルベン状とはまったく関係ないのです．

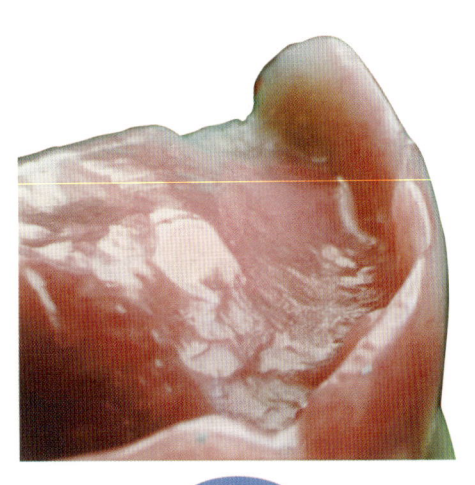

提言 23　義歯床の粘膜面は，すべてリベースできるようにレジン面とする

「顎骨は，パラタルバーやリンガルバーの内面も含めて，長い目でみればすべて変化する」と考えて義歯設計することが必要です．

リンガルバーやプレートで連結した義歯を調整していて，バーが歯肉にくい込んだり，金属床内面が骨隆起に触れるようになり，それをリベースでは改善しきれない，という経験をおもちの先生がいらっしゃると思います．

その状態とは，義歯床下の顎堤が吸収して変化したというだけでなく，大連結子部も含めて，顎全体として義歯を調整しなければならない状態になっているのです．

図4・23・1 に示す義歯は，装着後約5年で使用できなくなった症例です．装着後しばらくは，きわめて快適に咀嚼ができていました．しかし，顎堤の吸収から義歯床の沈下がみられるようになり，リベースで安定をはかっていました．しかし，4年をすぎたころから，義歯床下の顎堤が大きく吸収されてきたことによって，リベースでは対応できなくなりました．

舌側の骨隆起が金属床に触れるようになり，どんなにリベースで調節しても短期間で触れるようになりました．さらに，義歯の動揺は，右側のクラスプを破折させるほど強烈になってきました．

このことからいえることは——

→ 顎骨の変化は，抜歯された歯槽堤が大きく変化するが，顎全体も経年的に少しずつ変化するということです．

義歯を長く使用して安定が悪くなったときは，義歯床の内面はもとより，大連結子も含めて顎の全内面にわたって調整しなければならなくなります．そして，その調整法は，直接間接を問わずリベースによって改善するしかありません．

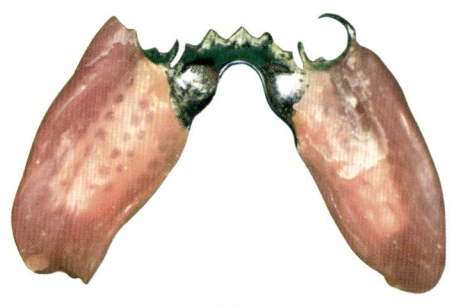

4・23・1

義歯床の設計で大切なこと

① 義歯床の辺縁は，過不足なく顎堤を被っていること．
② 義歯床の全内面はレジン面とし，リベースに対応できるようにしておくこと．

このことによって長期，すなわち，生涯にわたって顎堤の変形に対応できる義歯になります．

提言 24 クラスプと義歯床の間の空隙は，不潔域である

▶鉤腕と義歯床の間をレジンで埋めると，義歯はより安定する

クラスプの鉤腕と義歯床との間には，図4・24・1に示すように，一定の空隙を設けるようにいわれています．この空隙の意義は，鉤腕下の歯面が不潔になるため，清潔に保つため（自浄作用）でしょうか．

この空隙の意義とは

図4・24・2にクラスプを装着した鉤腕の断面を示します．図からわかるように，空隙を設けてもクラスプ下の歯面は清潔に保つことはできません．逆に――

→ 鉤腕と義歯床縁によって深い空隙（矢印）が形成されることから，この空隙は食物残渣を滞留させる格好の場所となります．

空隙の不利益はさらにあります．義歯床縁を歯頸部近くに設定すると，図4・24・3に示すように――

→ 義歯床の沈下によって，歯頸部が圧迫されること，食片残渣が停留すること，さらに，支台歯を含めた残存歯の動揺などから，炎症性歯肉が床縁より盛り上がることがあります．

また，この空隙を設けることによって，患者さんによっては「舌が触れて邪魔になる」といわれることがあります．空隙の効用として，「ブラッシングによる清掃性をよくしている」といわれるかも知れません．しかし，食後に義歯を装着したままブラッシングすることはありません．とすれば，この空隙には，いったい何の意味があ

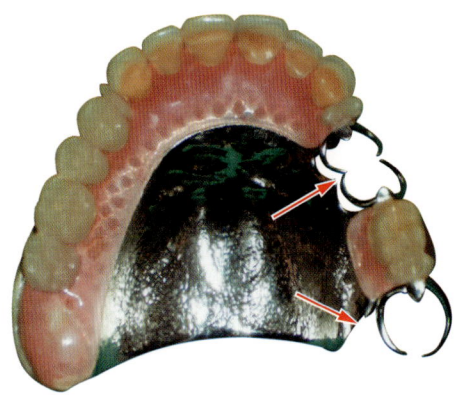

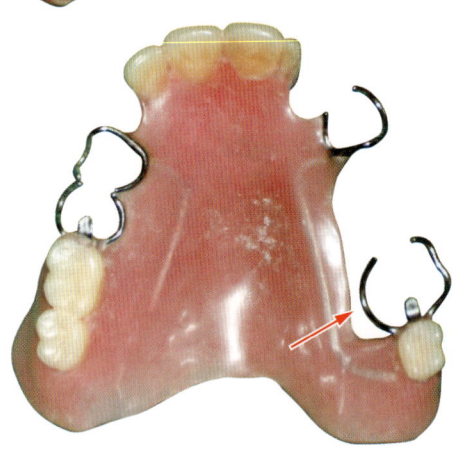

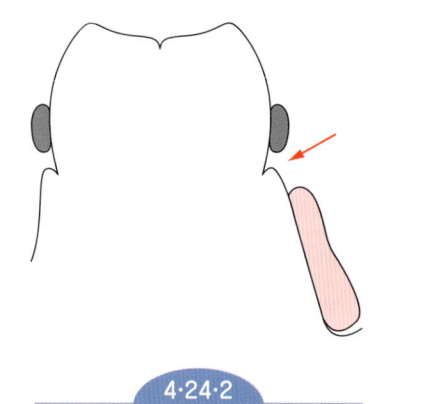

るのでしょうか．著者は次のように考えています．
→クラスプの鉤腕と義歯床との間の空隙は，まったく意味のない不潔域である．

部分床義歯を装着すると，義歯の各部に食物残渣が滞留し，不潔になることは事実です．少しでも残渣の滞留を少なくする方法はないのでしょうか．そのためにも，著者は，この空隙を埋めるようにしています．その状態を，図4・24・4に示します．

空隙を埋める利点

① 食物残渣の滞留がなくなる．
② 舌感はきわめてよくなる．
③ クラスプの維持力が大きくなる．

空隙を埋めると，なぜクラスプの維持がよくなるのか

クラスプの維持がよくなることについて，図4・24・5で説明します．義歯が脱落しそうになって鉤腕がもち上がると，鉤腕や鉤体下のレジン壁面が接触して，維持の働きをしてくれます．実際のクラスプ下のレジン面は，図4・24・4の下図に示すようになっています．

このように鉤腕と義歯床の間の空隙を埋めると，義歯は驚くほど安定します．この維持作用は，線鉤を使用している場合に，とくに効果があります．

著者は，維持の悪い義歯では，よくクラスプを締め直して歯にフィットさせますが，金属疲労から折れることがあります．クラスプが広がるのは，広がる理由があるからで，一時的に直しても，またゆるくなります．著者は，ゆるくなったクラスプを締め直すのではなく，チェアーサイドで，義歯を装着したまま鉤腕と義歯床の間の空隙を即時重合レジンで埋めます．

そして，完全硬化前に義歯をはずし，口腔外で硬化を待ちます．硬化したら，鉤腕や鉤体下のレジン内面を，最大豊隆の内径に合わせて筒状に整え，試適しながら義歯が着脱できるように整えます．この処理によって，義歯は驚くほど安定します．

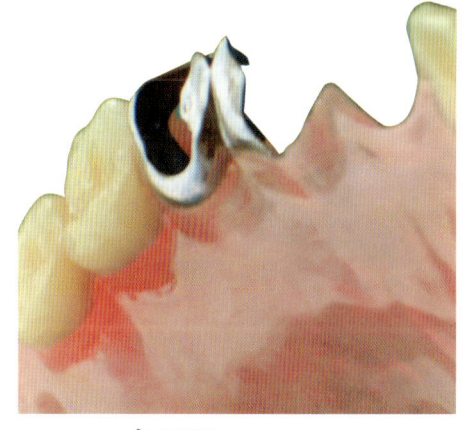

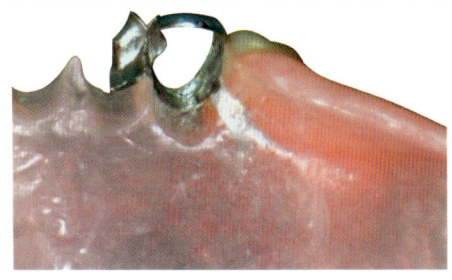

4・24・4

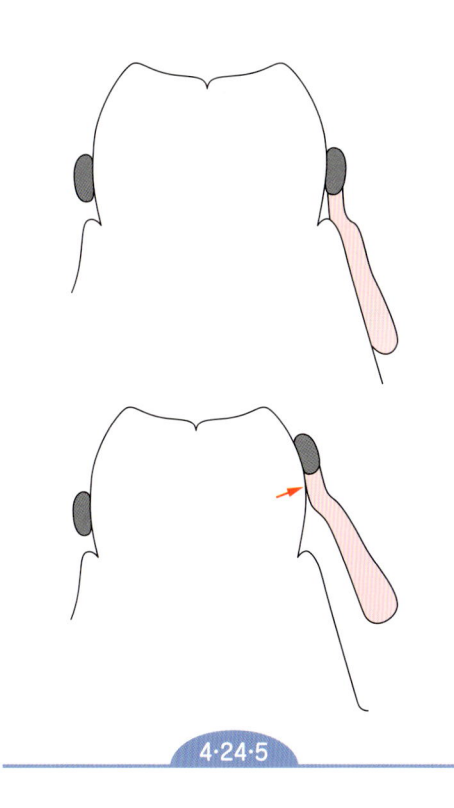

4・24・5

提言 25　クラスプレスの軟床義歯は，臼歯部に用いてはならない

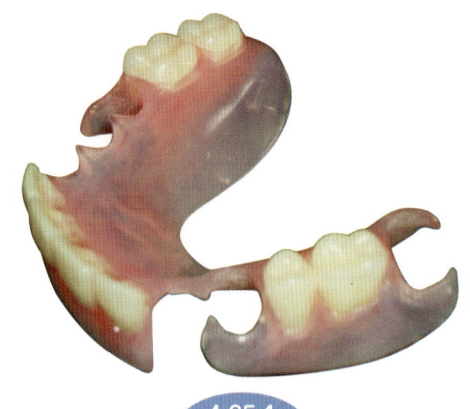

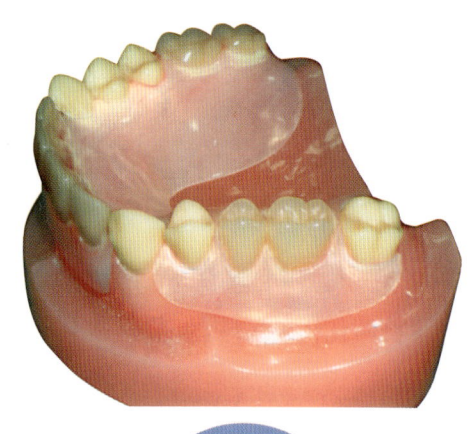

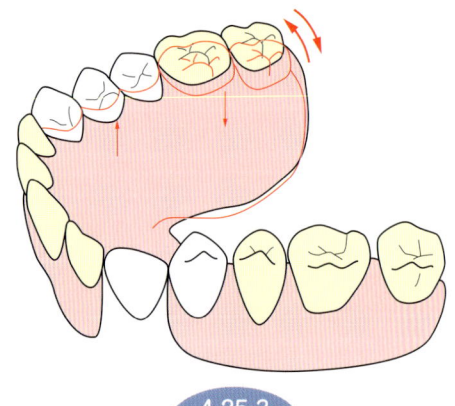

　近年，部分床義歯の審美性の問題からでしょうか，クラスプレスの軟床義歯を市場でみかけるようになりました．図4・25・1に示す義歯もその1つで，患者さんへの説明用に作製されたものです．この義歯を装着した模型を図4・25・2に示します．これをみると，たしかにクラスプは存在せず，義歯床は薄く半透明なために，患者さんによっては義歯を装着しているかどうかわからないことがあるでしょう．

　しかし，義歯を装着するということは，外見が最優先することでしょうか．もし，この義歯がクラスプを有する従来の義歯と比べて，咀嚼や会話の機能において，まったく遜色がないならば，これに勝る義歯はありません．本提言では，この点について考えてみます．

軟床義歯の問題点

　咀嚼時の，咬合力による義歯の変形の様相を図4・25・3に示します．左側 |6 7 で硬い食品を破折するために，咬合力40 kgが加わったとします．このとき，従来のレジン床であれば，義歯は一塊の剛体として，ほとんど変形することなく咬合力に抗します．しかし，軟床義歯では，図に示すように床が柔らかいために，|6 7 部が変形します．その変形とは，義歯床が歯槽粘膜上を頰舌側方向に滑ったり，沈下したりします．その変形によって，今度は小臼歯部の義歯床は浮き上がります．したがって――

→軟床義歯では，真の咀嚼はできません．

　さらに，軟床義歯の問題点があります．この材質は，作製当初は，弾力があり色合いも歯肉にマッチしています．しかし，数年も経過すると，図4・25・4に示すように――

→樹脂が劣化して色合いが悪くなり，歯肉色とはかけ離れた状態となり，樹脂の弾力が落ちて硬くなり，破折が起こるようになります．

　とくに，図の矢印で示すように，クラスプの代わりに支台歯の頰側に伸ばした翼状部分の破折が頻繁に起こります．

→義歯とは，義歯全体が1つの剛体であって，咬合圧で部分的に変形することがあってはならないのです．

咬合圧によって変形するようでは，決して噛める義歯にはなりません．たとえば，下顎全部床義歯で床が薄いと，咬合圧でたわみが生じ，痛みの原因となるのも同じ理由です．

軟床義歯は，使用不可能なのか

そんなことはありません．これまでの説明でおわかりのように，咬合圧のかからない部位，すなわち，前歯部に応用することはできます．とくに，前歯部はクラスプが目立つ部位です．これを見せないようにするには，この義歯は意味があると思います．ただ，患者さんには，経年的に劣化が起こることを事前に説明しておくことが絶対に必要です．

著者は，上下顎の全部床義歯を軟床レジンで作製された患者さんを拝見したことがあります．患者さんによると，「グニャッとして噛めないばかりでなく，痛くてとても入れられたものではない」ということでした．

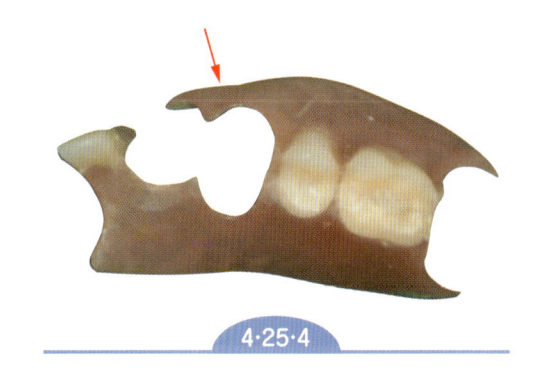

4・25・4

提言 26　孤立歯は，全部床タイプとして保護する

　大臼歯の1歯や，小臼歯の1歯が残存する部分床義歯をよくみかけます．このような孤立歯は，ほとんどクラスプの支台歯となるため，義歯の長期安定と咬合構築上で問題になることがあります．

義歯作製上での孤立歯の問題点

① 支台歯は，やがて咬合性外傷に罹患し，抜歯になる危険性がきわめて高い．
② 孤立歯は挺出したり圧下したりしていて，咬合平面にそろわない場合がある．

　①項は，残り少ない孤立歯を，どのように保護するかという問題，②項は，咬合平面の構築に関係する問題です．
　本提言では，孤立歯の保護について解説します．②項については，提言14で解説しました．
　図4・26・1に示す残存歯をみると，上図は7⏌，下図は6⏌が残存しています．同じ上顎大臼歯の1歯の残存でありながら，この2歯の予後はまったく異なります．予後の悪い歯は7⏌です．6⏌は比較的長期にわたって安定します．その理由を説明します．

6⏌ が残存する部分床義歯

　患者さんの咀嚼側は，残存歯の6⏌の側になります．なぜなら，6⏌はスピーの彎曲の最下点にあたり，咀嚼の主役をなす歯です．図4・26・2に示すように，大きな咬合力を必要とする食品の破砕は，6⏌で行うことになります．したがって——

→6⏌が残存する義歯では，大きな咬合力によって義歯が動かされることはありません．

　さらに，6⏌が抜歯にならない大きな理由があります．それは，図4・26・3に示すように——

→両側の上顎結節を義歯床縁が十分にカバーできていることです．

　このことによって，義歯の左右の揺れが押さえられているのです．

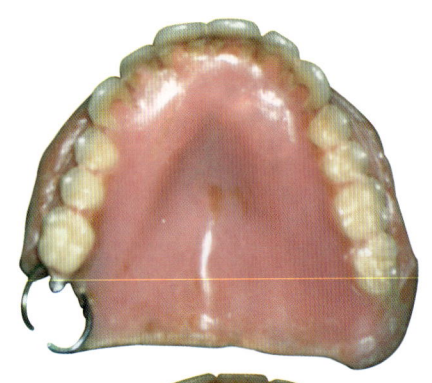

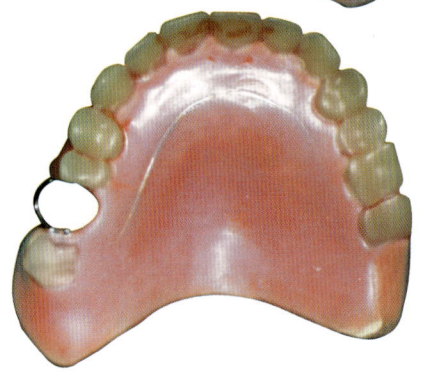

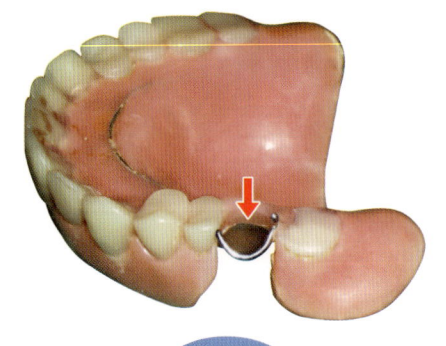

4・26・1

4・26・2

7̲ が残存する部分床義歯

この場合の咀嚼側は──
→ 咀嚼時に義歯の動きの少ない側，すなわち，左右で噛みやすいほうが咀嚼側になります．

したがって，図4・26・4に示すように，義歯の動きは左右いずれで噛んでも発生することになります．
→ 上顎結節を被っている義歯床は左側のみのため，赤太矢印の左側方向の力に拮抗する義歯床はありません．

図の矢印方向からの動きは，クラスプの把持によって 7̲ にすべて伝わります．一般的に 7̲ のみ残存する義歯では，図4・26・5に示すような義歯床設計となります．このような義歯では，義歯の動きは床によって押さえることができず，動きはそのまま 7̲ に加わることになります．したがって，7̲ は，やがて障害を受けることになります．

7̲ のような孤立歯を，保持するための対策

① 咬合様式を，リンガライズドオクルージョンとグループファンクションにする．
② 孤立歯を，図4・26・6に示すように，上顎結節を含めて頬側をすべて義歯床で被う全部床タイプとする．

これによって，義歯の動きは上顎結節を被った義歯床によってかなり抑えられることになります．リンガライズドオクルージョンとグループファンクションの咬合様式については，提言9で詳しく解説しました．

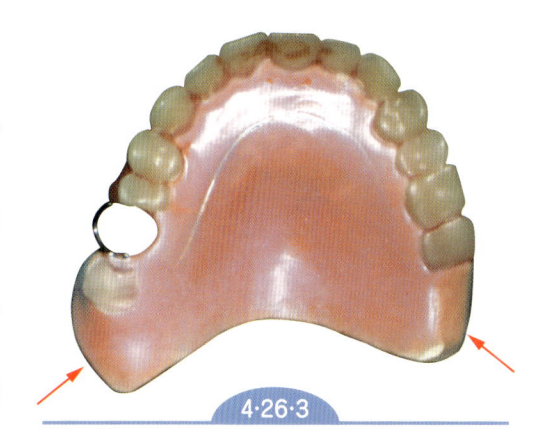

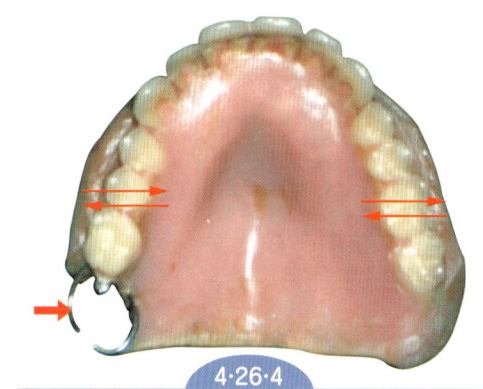

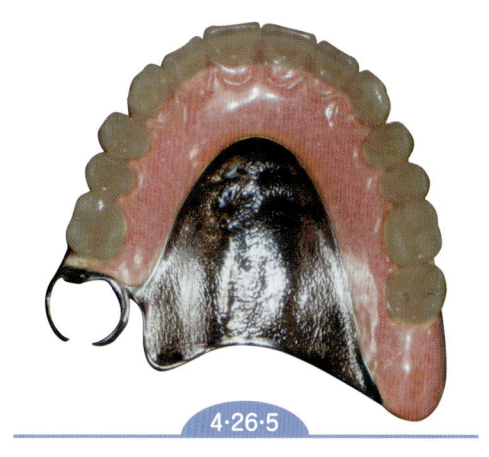

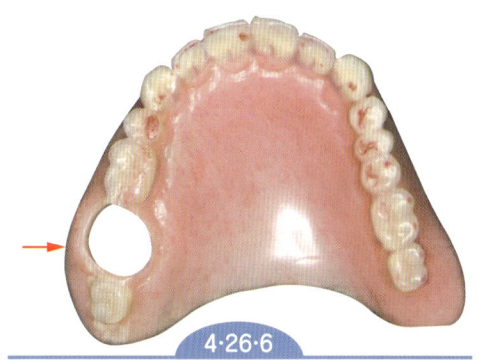

4・26・3

4・26・4

4・26・5

4・26・6

提言 27　7 6 5| 欠損を放置すると，舌痛の原因となることがある

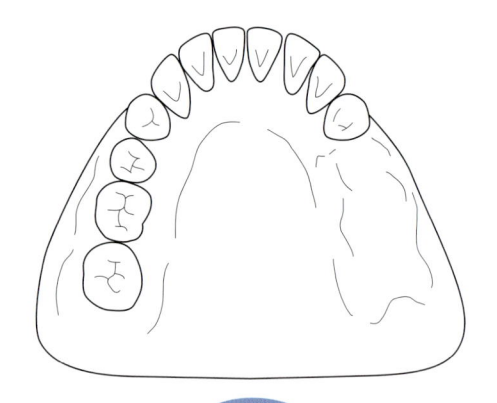

　図 4・27・1 に示すように 7 6 5| が欠損の場合，この補綴治療はなかなか面倒です．というのは，この欠損の下顎遊離端義歯は，図4・27・2 に示すように，反対側にクラスプを装着し，これをリンガルバーや義歯床で連結しないと安定しません．

　しかも，これまでの説明でおわかりのように，クラスプの設置は 3 点で固定しますから，義歯の動揺を抑える最大効果は，クラスプを 4|4 7 に装着することになります．すると，|3 4 間や |6 7 間の隣接面には，クラスプの鉤体部が入るので，そのスペースが必要になります．また，義歯を安定させるために床タイプとすると，義歯床が大きくなります．

　この義歯は，欠損部が小さいわりに，支台装置や連結装置が大掛かりになります．さらに，この欠損を補綴しても咀嚼の能率が格段に上がるわけでもありません．なぜなら，咀嚼は左の天然歯側で行っているからです．したがって，せっかく義歯をつくっても放置されることが多いのです．

　このような欠損の患者さんのなかに，舌痛を訴える患者さんがみられることがあります．それは，図 4・27・3 に示すように──
→会話時に舌の側壁が 4| の遠心隅角に触れて，痛みを感じるようになる場合があります．

　舌痛を訴える患者さんには，義歯は受け入れてもらえます．その義歯の目的は，舌痛をとることです．したがって，その義歯は 4| の遠心隅角に舌が触れないようにすればよいのです．

　ところが 7 6| 欠損や，もっと大きな 7 6 5 4| の欠損では，舌痛を訴える患者さんはいません．また，上顎の臼歯欠損では，舌痛を訴える患者さんはいません．

4・27・1

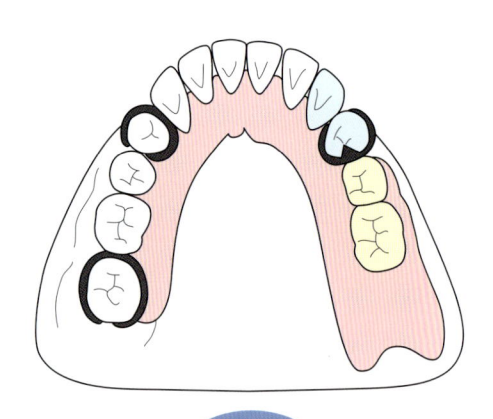

4・27・2

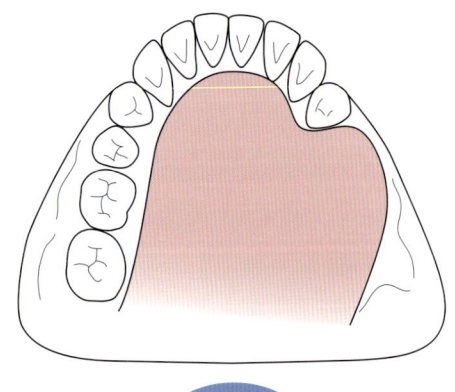

4・27・3

88

提言 28　部分床義歯は，生涯にわたって維持管理が必要である

▶孤立の1歯を生涯にわたって保持することはむずかしい

　歯の欠損部の顎堤は，月日の経過とともに変形します．すると，義歯床と顎堤粘膜との間に隙間が生じ，義歯床の安定が悪くなります．さらに，残存歯の圧下が生じます．
　したがって——
→部分床義歯の咬合の変化は，天然歯より大きく，そして早く起こります．

　これを，そのまま放置すると，残存歯は患者さんの自覚のないままに咬合性外傷に罹患し，気づいたときには手遅れという事態に陥っているのです．とくに，孤立歯が残存する義歯では，これまで述べたさまざまな方法を駆使して，孤立歯を保護することが求められます．
　では，図4・28・1 に示すような 7| の残存歯を生涯をとおして保持できるかといえば，著者にも自信がありません．金属床の義歯が残存歯の長期安定を保証しているのでないことはご承知のとおりです．患者さんの心情からすれば，残り少ない歯は1本たりとも失いたくないのです．残存歯の喪失の原因は，義歯の動揺と咬合の狂いにあるのです．

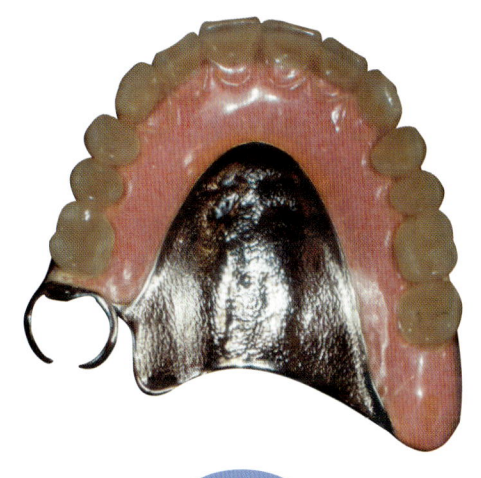

4・28・1

残存歯の喪失を防ぐ対策

　① 咀嚼時に咬合力が加わっても，動かない義歯にする．
　② 残存歯の圧下を防ぐ処置を施す．
　③ こまめに咬合の狂いに対処する．

　これらの項目については，これまでさまざまに解説したとおりです．大事なことは——
→部分床義歯の維持管理は，生涯にわたるということです．
　義歯を装着することは，患者さんと一生付き合うことです．
　定期検診によって，早い時期に異常をみつけ，適切な処置をする．同時に，必ず咬合の狂いを診査する．このことによって，残存歯は，生涯にわたって保持することはできなくても，相当の期間にわたって安定して維持することができます．

提言29 義歯を装着したまま就寝してもよい

義歯を装着したまま就寝するか，それとも就寝時にははずしたほうがよいのかについては議論のあるところです．成書では，「口腔粘膜の保護やう蝕の予防の観点から，原則としてはずすのが望ましい」とあります．このことについて考えてみたいと思います．

口腔粘膜の保護とは

日中，義歯は，食後の清掃時以外は口腔に装着された状態になっています．それは，1日の2/3にあたる時間になるでしょう．もし，義歯床材が粘膜の密着によって何らかの不都合があるとすれば，夜間ではなく日中に問題があります．床用レジンの歴史は70年近くにもなります．このあいだに，床用レジンが粘膜にとってなんらかの為害性があれば，臨床で確認されて改善がなされているはずです．

とすれば，何を保護するのかがはっきりしません．就寝前に義歯と口腔清掃を行うのは常識です．

う蝕の予防とは

部分床義歯には，支台装置や連結装置などから構成されるため，食片のかすが付着しやすいのは事実です．したがって，食後すみやかに義歯の清掃とブラッシングによる残存歯の清掃を行うことは，義歯を維持するための必要不可欠な要件です．

これを怠ると，夜間日中を問わず残存歯にう蝕が発生します．もし，義歯の清掃が悪く，う蝕の危険性が存在するなら，それは，夜間に義歯をはずすことではなく，義歯の清掃性を確実にする手段の問題です．

「就寝前に義歯と残存歯を清掃すれば，う蝕の問題はまず考慮する必要はない」と考えてもよいのではないでしょうか．

図4·29·1に，上下顎の部分床義歯を示します．この患者さんは，義歯をはずすと，臼歯は，$\frac{7|5|7}{7|5|7}$が咬合する状態です．残存歯の状態によっては，もっと咬合が不安定になる患者さんがあります．

これらの患者さんで，夜間にブラキシズムの症状が発生したと

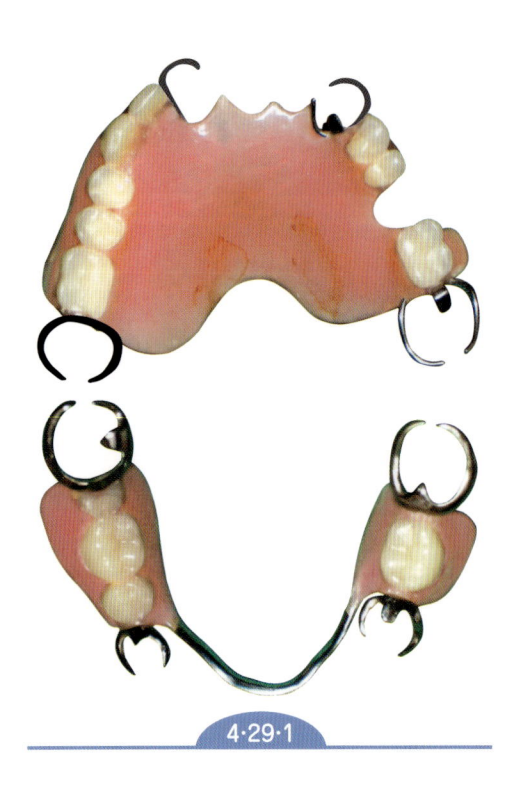

4·29·1

き，歯はどのようになるのでしょうか．無用な側方圧がかかり，歯は動揺させられます．これらのことを考え合わせると，著者は次のように考えています．

→部分床義歯を装着している患者さんは，夜間は義歯を装着したまま就寝したほうがよい．

提言 30　リベースの判定は，義歯後端の動きとクラスプの浮き具合で行う

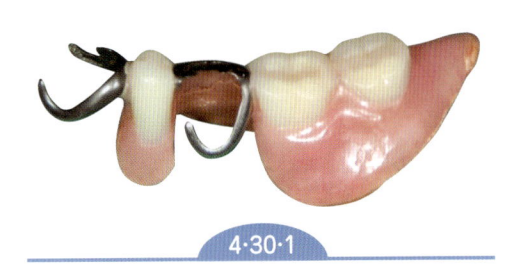

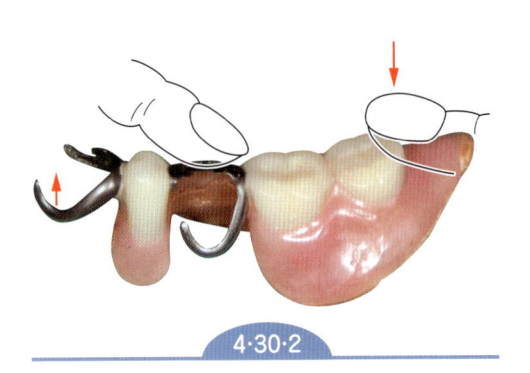

義歯を使用していると，個人差はあるものの，必ず義歯床と顎堤粘膜との間に隙間が生じ，義歯ががたつくようになります．本提言では，図4・30・1に示す義歯を用いて，リベースの時期について考えてみます．

義歯と顎堤の不適合の判定

図4・30・2に示すように，5|のレスト上に左手の人差し指を置き，レストをしっかりレスト窩に押さえます．そして，右手の人差し指は，義歯の最後臼歯から押さえて，義歯後端の沈み具合と，|3にかかるクラスプの動きを注視します．

→最後臼歯を押さえるたびに後端が沈み，|3のクラスプが浮き上がるように動くなら，義歯床と顎堤粘膜との間に隙間が生じていることになります．

この診査では，義歯後端の動きはわかりますが，クラスプは，どのクラスプを注視して判定するかということになります．それは，提言17で説明した遊離端義歯で，後端の浮上防止のために設置するクラスプの動きをみればよいのです．

図4・30・3に示す 7 6|6 7 欠損の上顎義歯では，1|1 の舌側床縁の動きを注視します．また，図4・30・4の義歯では，|4 のクラスプの動きをみます．

このようにして，義歯床の不適合を判定すると，同じ欠損であっても図4・30・3と図4・30・4の義歯とを比べると，口蓋全部を被った義歯は，月日の経過とともに，いかに安定した義歯であるかがわかります．

リベース時期の判定

どの程度のクラスプの浮上でリベースの時期とするかということが問題となります．これには，支点となる歯から判定するクラスプまでの距離によって，同じ顎堤の変化でも動きは異なります．

したがって，一概にはいえませんが，図4・30・4や5に示すような義歯では――

→義歯後端が1〜2 mm沈み，4̲のクラスプの浮上や口蓋前歯部の床縁浮上が0.5 mm以上みられたら，著者は，リベースの時期であるとしています．

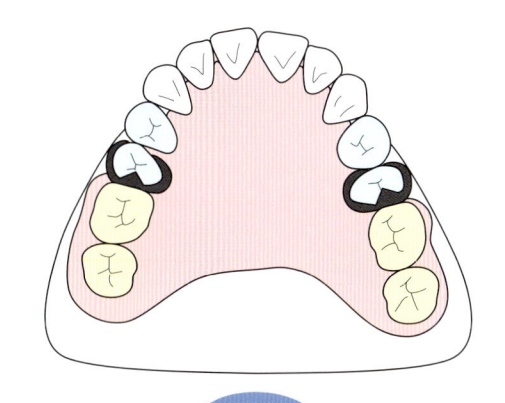

4・30・3

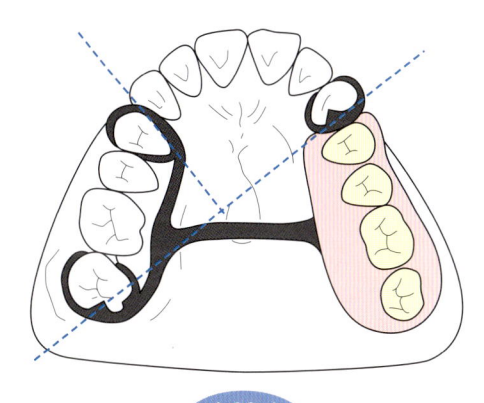

4・30・4

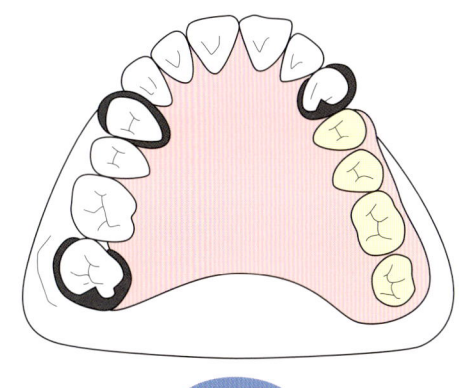

4・30・5

提言 **31** 部分床義歯のリベースは，咬合させて行ってはならない

▶リベース後は，必ず咬合調整を行う

本提言では，部分床義歯のリベースを行うときの注意点について解説します．

リベースの原則

→直接間接を問わず，絶対に咬合させて行ってはなりません．

咬合させてリベースを行うと，義歯床後端は沈下状態のままとなります．したがって，顎堤の吸収された部分をレジンで回復できなくなります．

リベースの前準備

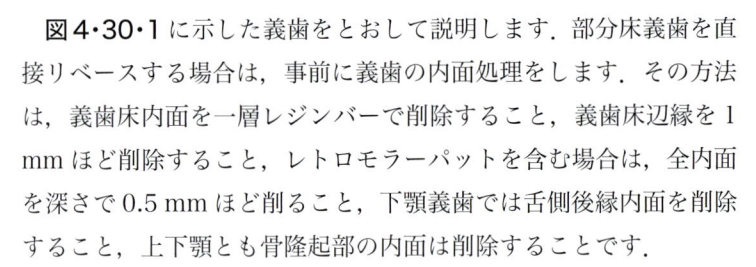

図4・30・1に示した義歯をとおして説明します．部分床義歯を直接リベースする場合は，事前に義歯の内面処理をします．その方法は，義歯床内面を一層レジンバーで削除すること，義歯床辺縁を1 mmほど削除すること，レトロモラーパットを含む場合は，全内面を深さで0.5 mmほど削ること，下顎義歯では舌側後縁内面を削除すること，上下顎とも骨隆起部の内面は削除することです．

リベースの前処理は，全部床義歯の場合とまったく同じです．詳しくは『全部床義歯の痛み』(学建書院，2011) をご参照下さい．

リベースの術式

リベースは，図4・31・1に示すように――
→ ③ と ⑤ のクラスプを手指で抑えて行います．
噛ませたり，大臼歯部を咬合面から押さえません．

次に，残存歯のアンダーカット部に入り込んだリベース材が完全硬化する前に義歯をはずします．口腔外でレジンの完全硬化を待って，辺縁の仕上げを行います．リベースが数回にわたると，前回のレジンの上に新しいレジンを盛りつけるようなことが起こります．これは厳に慎まなければなりません．前処理で，前回のレジンを完全に取り除くようにします．

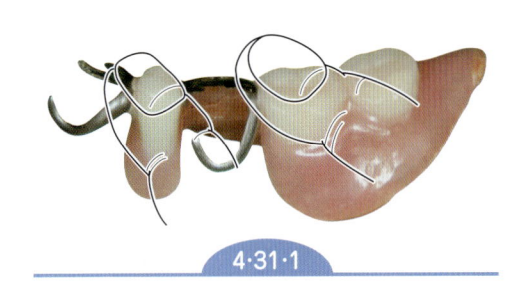

4・31・1

間接法で行う場合も，クラスプをしっかり押さえることはまったく同じです．

図4・31・2に示すような義歯では，赤丸で示すように，5|5 のレストと 1|1 舌側の義歯床を粘膜に押さえて，リベース材の硬化を待ちます．

図4・31・3に示す義歯では，7 4|3 のレストを，しっかり力を加えて押さえ，レジンの硬化を待ちます．

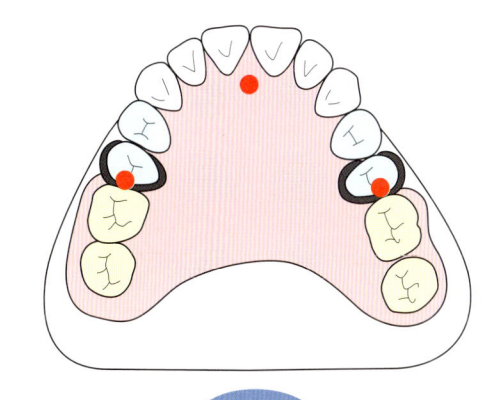

リベース後の咬合調整

→ リベース処理と義歯床の調整処理が終わったら，最後に必ず咬合調整を行います．

これまで説明した方法でリベースを行うと，必ず咬合が高くなっています．とくに，最後臼歯ほど高くなっています．そこで，咬合調整を行います．このような咬合調整ができるのは，咬合様式がリンガライズドオクルージョンとグループファンクションだからです．

咬合の高いところができてもまったく問題なく，その場で完全に調整ができ，新義歯の装着時とまったく変わらない咬合を回復することができます．このようなリベースを一度経験すると，患者さんは快適さを自覚します．そして次回から，リベース時期を自身で判断できるようになります．

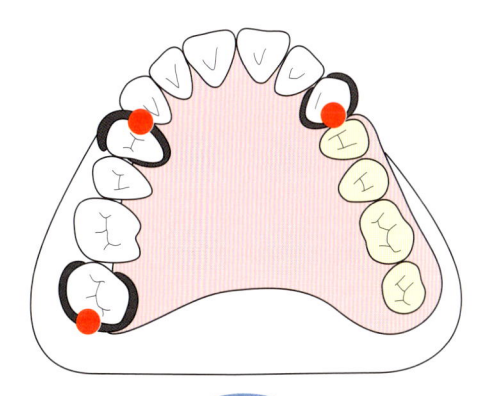

5

義歯とブリッジの作製過程と治療上の要点

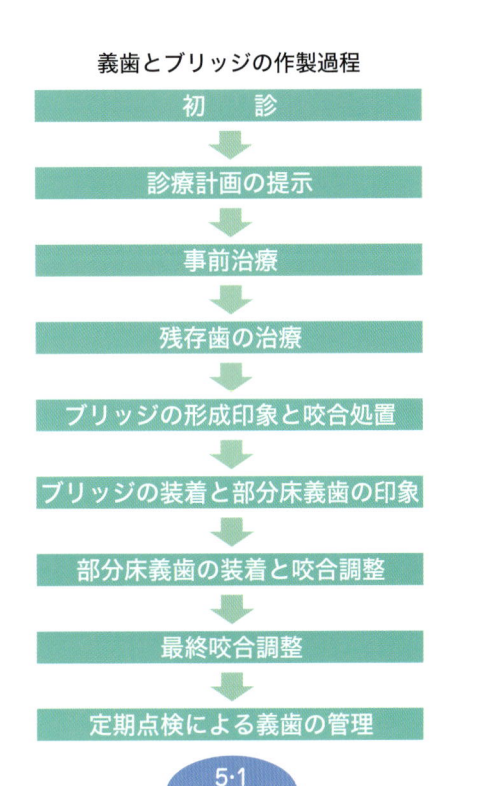

義歯とブリッジの作製過程

初　診
↓
診療計画の提示
↓
事前治療
↓
残存歯の治療
↓
ブリッジの形成印象と咬合処置
↓
ブリッジの装着と部分床義歯の印象
↓
部分床義歯の装着と咬合調整
↓
最終咬合調整
↓
定期点検による義歯の管理

5・1

　本章では，これまでのまとめとして，初診からブリッジと義歯の作製と装着，そして，管理までの過程と，それぞれの過程での治療上の要点を解説します．ここに提示する過程と要点は，著者が日ごろ実践しているものです．

初　診

・初診時は，主訴の治療を最優先する．
・パノラマエックス線写真の撮影と全顎模型を採取する．

　初診は，主訴の治療を最優先します．なぜなら，咬合治療は，患者さんの了解のもとに，全顎にわたって同時に行うものだからです．よかれと思って行った1歯の削合調整も，咬合が劇的に改善しないかぎり，以前より噛みにくくなったといわれることが多いのです．

　それは，初診時の患者さんの心理として，主訴をみてほしいという思いがあります．歯の削合が主訴の治療と結びつかないかぎり，余計なことをされたとの思いから反発の言葉が返ってくるのです．

　エックス線写真は，必ずパノラマ写真を撮影します．必要に応じて口内法写真も撮影します．エックス線写真と全顎模型は，主訴の診断に必要なだけでなく，全顎にわたる治療計画を立てるためにも必要です．

治療計画の提示

・治療計画を提示する．

　主訴の治療が終わり，患者さんからさらに治療の申し出があった場合には，事前にそろえてあったエックス線写真と全顎模型から治療の概略を説明します．

　治療の概略は，残存歯の保存の可否，最終補綴物の設計を見積もった大まかな青写真を提示します．さらに，詳しく聞きたいという要望があったら，詳細な治療計画を説明します．

治療計画は，残存歯の抜去や歯内療法の有無と治療回数，それらが終了したあとの補綴治療の過程，治療完了までの，おおむねの全治療日数（通院回数），また，治療を中断する場合の治療区分と休み中の対処法，そして，費用の総額を提示します．費用は，自費診療だけでなく，保険診療でも同じように提示します．

事前治療

- 患者さんが，暫間的に咀嚼できるようにする．
- 中心位と中心咬合位の診査と咬合の改善処置を行う．
- 咬合性外傷や歯周疾患の歯は，連結固定や咬合調整を行って回復を待つ．

　事前に行う最初の治療は，患者さんの咬合を暫間的に回復し，とりあえず咀嚼ができるようにすることです．そのためには，既存の義歯を修復したり，レジンによる暫間ブリッジや義歯を作製します．

　また，歯の実質欠損部に対しては，痛みがなければ即時重合レジンを仮充填して咀嚼ができるようにします．このとき，後日痛みが出る危険性と対処の仕方を話しておきます．

　これらの暫間治療によってつくられた咬合平面を，中心位と一致した正しい咬合平面に整えていきます．そして，個々の歯を治療したあとの咬合を，この整えられた咬合平面にそろえていきます．これが，事前に行う大事な治療です．

　正しい中心咬合位の顎位であるか否かの判断は，視覚的な診査だけでなく，顎を中心位へ誘導し咬合診査をします．さらに，肩こりやくいしばりなどの症状の有無を問診します．とくに，肩こりや頭痛，そして，ブラキシズムの症状は，ドーソンも指摘しているように，咬合異常が引き金になっていることが多いのです．

　これらの症状がみられるか，または疑いがあるようなら，いきなり抜歯や歯内療法，また，新義歯の印象などには入りません．

　咬合治療は，患者さんが中心位の顎位を自覚後，旧義歯の修理と咬合調整，天然歯であれば，咬合面に光重合レジンを添加して咬合を整えます．

　歯周疾患や咬合性外傷で動揺している歯があれば，連結固定を行います．欠損部に隣接して，将来支台歯となる歯に動揺がみられる場合には，即時重合レジンで作製した暫間ブリッジを装着することもあります．そして，咬合治療を行いながら，咬合性外傷や歯周疾患の予後の判定を行います．

　それは，歯肉の腫れが収まり排膿が止まることから判断すること

ができます．予後良好なら，連結固定直後から食事も不自由なくできるようになり，1～2か月もすると歯肉の改善がみられるようになります．このことは患者さんが最もよくわかります．

保存できる歯の状態がはっきりしたら，あらためて治療計画を患者さんに確認し，本格的な治療，すなわち残存歯の治療に入ります．

残存歯の治療

- 全顎を $\frac{7-4|3-3|4-7}{7-4|3-3|4-7}$ の6ブロックに分け，各ブロックを1単位として治療する．
- 最初に治療するブロックは，臼歯4ブロックのうちで，最も重症な歯を含むブロックからはじめる．
- 上下顎の前歯2ブロックの治療は，臼歯4ブロックの治療が完了したあとに行う．

個々の歯の治療に入るにあたって行うことは，事前に説明した完成図に到達するための治療順序の確立です．

治療にあたって心がけることは，咀嚼機能を常に維持しながら，いかに短い期間（治療回数）で治療を完了するかということです．

著者の治療は，全顎を $\frac{7-4|3-3|4-7}{7-4|3-3|4-7}$ の6ブロックに分け，各ブロックを1単位として治療します．最初に治療するブロックは，臼歯部で最も重症の歯を含むブロックからはじめます．重症の歯は，実際に治療に入ってみないと保存が可能かどうか不明の場合があるからです．もし，治療不能であれば，治療計画の全体像に影響することになります．その場合は，早めに患者さんに設計変更の話をします．

治療中は，常に咬合の安定と咀嚼ができるように配慮します．上下顎の前歯2ブロックは，臼歯4ブロックの治療が完了したあと，最後に治療を行います．その理由は，臼歯治療後に前歯を治療することによって，審美的に最善の状態にできるからです．

ブリッジの形成印象と咬合処置

- ブリッジと部分床義歯は同時に設計する．
- ブリッジの設計が最優先し，ブリッジにできない欠損部を義歯にする．
- ブリッジの設計は，ブリッジで補綴できる最大範囲とする．
- ブリッジの支台歯数は，できるだけ多くする．
- 部分床義歯では，クラスプを装着する支台歯は3点設置で設計する．

- 既存の部分床義歯や暫間義歯は，常に治療中をとおして修理しながら使用する．

　ブリッジ設計の要点は，支台歯の数が多いほど咬合力に拮抗し，安定した咬合を長期にわたって保つことができることです．ブリッジの設計では，その後に装着される部分床義歯の設計と合わせて行います．

　クラスプの支台歯は，レストシートの形成を見込んで形成します．また，フックやスパーの位置と形態は，ブリッジの支台歯と義歯の関係から事前に決定します．

　1ブロック内でブリッジが装着できる場合は，そのまま最終治療に入りますが，隣のブロックにまたがるような長いブリッジの場合には，歯内療法を終えた歯は，TEKを装着して咀嚼ができるように咬合を整えます．

　ブリッジの形成印象後は，TEKを作製し，仮着します．そのあと，それまで使用していた部分床義歯は，クラスプが合わないため装着することができません．そこで，既存のクラスプを除去し，義歯床の頬側を翼状に延ばした（提言25で説明した軟床義歯の維持翼のように）レジンクラスプをつくります．このクラスプの維持は，アンダーカットを利用しません．提言15で述べたように筒状にします．舌側は単翼鉤と同じように義歯床を立ち上げて，支台歯に触れるようにします．

　こうすることによって，これまでの金属クラスプに代わり，レジンクラスプによって義歯をそのまま使用することができます．

ブリッジの装着と部分床義歯の印象

- クラスプの支台歯となる歯冠は，クラスプの装着に適した形態とする．
- 補綴側に隣接した支台歯には，必ず補綴側にレストシートを付与する．
- フックやスパーを働かせる位置には，事前にブリッジにその形態を付与しておく．
- ブリッジの装着後は，既存の義歯を使用できるようにする．
- 咬合調整は，既存の義歯を装着したうえで，全咬合面について行う．

　ブリッジの装着後，すぐに部分床義歯の印象には入りません．これまでレジンクラスプを装着していたTEKは，新しいブリッジの支台歯と異なります．そこでまず，暫間義歯のレジンクラスプを，ブ

リッジの支台歯の形態に合わせて修正します．暫間義歯を装着して，ここではじめて全咬合面について咬合調整をします．

決してブリッジだけで咬合調整はしません．なぜなら，部分床義歯を装着して全咬合面をみないと，正しい咬合彎曲を付与した咬合平面を構築することができないからです．

クラスプの支台歯は，最大豊隆部ができるだけ歯頸部に近い位置になるような歯冠形態にすることが肝要です．また，フックやスパーを設置する場合は，設置のスペースを事前に設けたブリッジになっていることが必要です．

このあと，部分床義歯の印象を行います．

部分床義歯の装着と咬合調整

- 部分床義歯は床タイプとし，屈曲バーは使用しない．
- 義歯を装着し，全咬合面について厳密な咬合調整をする．
- 義歯床下面と粘膜面の密着不良は，即日にリベースする．

部分床義歯の本義歯装着後は咬合調整を行うことは従来と同じです．ここで問題となるのはレストです．ときどきクラスプ線を利用して咬合面上に載せたレストをみかけることがあります．このようなレストは咀嚼運動上の障害になるだけです．レストは，深いレストシートの中に入り，レストを含めて本来の咬合面になっていることが大切です．

クラスプの配置は，すでにブリッジ設計のときに設計されています．大連結子は，上顎義歯ではパラタルストラップないしは義歯床にします．下顎義歯ならば床タイプにします．

遊離端義歯などでは，義歯の装着日に義歯床後端の沈下がみられることがあります．それは，印象時の粘膜の加圧状態が均一でないためや，印象後も暫間義歯の装着から粘膜が加圧され，顎堤が印象時と異なる場合があるためです．

そこで，義歯装着日であっても，義歯床と顎堤に適合性の悪さがみられたら即日直接リベースを行います．

最終咬合調整

- 咬合調整は，必ず装着日から1～2週間後に行う．
- さらに，咬合の安定が必要と認めたときは，2～3週間後にもう一度行う．

部分床義歯を装着した日には十分咬合調整を行います．しかし，著者は，もう1日，場合によっては2日を咬合調整日として設けます．

　その日は，義歯装着日から1〜2週間後です．この期間を置いただけで，咬合の狂い，義歯床の沈下による不適合の度合いがはっきり現れてきます．また，咬合の調整不足も現れてきます．ただし，痛みが発生した場合は例外で，次の日に調整します．痛みは放置せずに，すぐに処置します．

　1〜2週間後の義歯の調整時に義歯床の不適合がみられた場合には，すぐに対応しますが，さらに1〜2か月後，もう一度調整日を設けます．このころになると，義歯床の沈下の度合い，すなわち顎堤の変形する部分とそうでない部分がはっきりしてきます．不適合の状態がみられたら躊躇なく直接リベースを行います．

　この診査で，顎堤の沈下状況の将来像を推測することができるのです．そこで，定期検診の間隔を決定するようにします．

定期点検による義歯の管理

・部分床義歯は，必ず定期点検を行い，咬合の狂いを修正する．

　本書の冒頭でも述べたように，われわれが装着するすべての補綴物は完全ではありません．とくに，部分床義歯は早晩に咬合の狂いが発生します．これを定期点検によって早期に捉えて適切な処置で修正しないかぎり，安定した咬合は，おそかれはやかれ破壊されることになります．

　欠損の状態によって定期点検の間隔は異なります．著者は，義歯では通常6か月ごとに検診をしますが，患者さんによっては間隔の短い方もあります．

　頻繁にリベースを繰り返さなければならない場合は，補綴設計そのものが間違っている場合があります．部分床義歯で短期間の定期点検が必要なのは，遊離端で粘膜支持となる義歯，そして，高齢の女性の義歯です．

　定期点検によって早期に咬合異常を見つけ出し，リベースや咬合調整を行うことは，義歯の咬合を長期に安定させるために絶対必要なことです．著者は，定期検診では，歯石除去やブラッシング指導は大切ですが，同時に咬合の狂いの発見に最大の重きをおいています．

　義歯を入れたら終わりではありません．著者は，ここから患者さんの咬合の維持がスタートすると考えています．

エピローグ

部分床義歯の将来像

　どなたが言われたかわかりませんが,「義歯は唯一の人工臓器である」というようなことを聞いたことがあります.

　部分床義歯は,歯の欠損部を補綴して咀嚼や会話の機能を回復するという面からいえば,人工臓器といえなくはありません.しかし著者は,真の人工臓器とは,いったん装着したら天然歯とまったく同じように,生涯にわたって機能し,再製の必要がないものでなければならないと思っています.

　人工臓器の範疇から外れますが,著者の $\boxed{7}$ のインレーは,40年以上にわたって咀嚼機能を維持しています.このように長期にわたる機能を,部分床義歯は維持することはできるでしょうか.その答えは,否としかいいようがありません.

　過日,某歯科医院を訪ねたとき,使えなくなった部分床義歯がダンボールに1箱もありました.

　なぜ使えなくなったのでしょうか.その理由は,これまで本文で述べたとおりです.本書は,それらの義歯が使えなくなった原因をもとに解説してきました.

　部分床義歯が真の人工臓器となりえないのは,ひとえにその不完全さにあるのです.

　不完全さとは,部分床義歯の長期安定に障害を及ぼす因子が多義にわたり,それを今日の歯科学では克服しきれていないのです.

　そのことは,1つの欠損に対して,さまざまな部分床義歯の設計が存在することにあります.

　部分床義歯の多様さは,欠損状態の違いによってのみ存在し,欠損が決まれば,正解とする設計は1つしかないのが本当の姿です.

　長期にわたって咬合が安定する部分床義歯は,今日の歯科学では,まだつくることはできません.最善に設計された部分床義歯といえども,残存歯を失うことなく,咀嚼機能を生涯にわたって維持するためには,管理が必要になるのです.

　部分床義歯は決して古い補綴物ではありません.近い将来には,インプラントに代わる治療法として再び脚光を浴びる時代が必ず到来します.

なぜなら，歯周疾患の病因が解明されないかぎり，歯周疾患による歯の喪失を防ぐことはできません．したがって，部分床義歯の需要は，今後もなくなることはないのです．
　部分床義歯には，快適な咀嚼と，長期にわたって安定した咬合を維持することが求められているのです．そして，歯科医師には，その技術が問われる時代が，まさに到来しているのです．

　本書で記載した部分床義歯の問題点と解決策は，すべて著者の40有余年にわたる臨床経験から導き出したものです．さらに進んだ考えと技術をお持ちの先生方もあろうかと思います．また，本書より先に，ここで記した方法や技術を，すでに発表されている先生があるかもしれません．その先生のプライオリティーは最大限尊重しなければなりません．そのことについて本書で紹介できなかったことは私の勉強不足です．ご容赦いただきたいと思います．お気付きの点がありましたら，お知らせ下さればありがたく存じます．

　本書の提言の1つでも先生方の参考になれば，これに勝る喜びはありません．

著者紹介

丹羽克味
(にわかつみ)

1965 年	東京歯科大学卒業
1969 年	東京歯科大学大学院修了
1971 年	東京歯科大学助教授
1974 年	明海大学歯学部助教授
1988 年	奥羽大学歯学部教授
1996 年	フジ写真フィルム東京本社保健センター歯科医長
1999 年	東京都にて開業
2005 年	亀田総合病院歯科センター臨床部顧問
2007 年	明海大学歯学部非常勤講師
2014 年	明海大学歯学部客員教授
2015 年	医療法人よつ葉会ゆめの森歯科統括顧問

部分床義歯の設計と咬合 —インプラントより義歯で治す 31 提言—

2013 年 5 月 25 日　第 1 版第 1 刷発行
2016 年 5 月 1 日　第 1 版第 2 刷発行

著　者　丹羽　克味
発行者　木村　勝子
発行所　株式会社 学建書院
〒113-0033　東京都文京区本郷 2-13-13　本郷七番館 1F
TEL（03）3816-3888
FAX（03）3814-6679
http://www.gakkenshoin.co.jp
印刷製本　三報社印刷㈱

Ⓒ Katsumi Niwa, 2013 ［検印廃止］

JCOPY 〈(社)出版者著作権管理機構 委託出版物〉
本書の無断複写は著作権法上での例外を除き禁じられています．複写される場合は，そのつど事前に，(社)出版者著作権管理機構（電話 03-3513-6969, FAX 03-3513-6979）の許諾を得てください．

ISBN978-4-7624-0682-9

Occlusion

著者の咬合理論すべてをこの一冊に！

著　明海大学歯学部客員教授　丹羽克味

50年にわたる臨床経験から導かれた咬合理論の集大成

- A4 変型判
- 上製
- カラー
- 247 頁

この理論は

- ◆ だれにでも簡単に理解できるシンプルで易しいものです．
- ◆ 全部床義歯をはじめ，すべての咬合が構築できます．
- ◆ 歯周疾患，咬合性外傷，顎関節症，ブラキシズムを治します．
  症例を示して，原因，診査・診断，治療法を詳述しました．

Contents

咬合の完成と変化
- Chapter 1　咬合の完成
- Chapter 2　咬合の経年変化
- Chapter 3　歯科治療による咬合の変化

中心位と中心咬合位
- Chapter 4　中心位と中心咬合位
  その臨床的意義
- Chapter 5　中心位への誘導
  その臨床的意味

咀嚼運動の理論
- Chapter 6　咀嚼運動
- Chapter 7　理想的な咬合様式

正常咬合の臨床的基準

咬合病
- Chapter 8　咬合病の定義と分類
- Chapter 9　咬合病の診断と治療
- Chapter10　歯科治療に潜在する咬合の問題

定価（本体 12,000 円＋税）
ISBN978-4-7624-0697-3（2015.7 / 1-1）

全部床義歯の痛み
－原因の解明と対策－

実際の義歯製作はこちら

著　明海大学歯学部客員教授　丹羽克味

- ◆ 痛くなく，なんでも噛める
  そんな全部床義歯を，どのように作るか
  その１点に的を絞った理論と技術の解説書
- ◆ 咬合採得印象法を用いた
  コンプリートデンチャーテクニック

- AB 判
- カラー
- 109 頁

咬合採得トレー付き

主要目次

1 全部床義歯を安定させるには
　－義歯が安定する真の理由と調整の狙い－
- A 咀嚼反射が成立するように調整する
- B 下顎義歯に吸着作用が起こるように調整する

2 全部床義歯の不快症状
　－原因の診査と対策－
- A 痛くて噛めない
- B 下顎義歯が浮き上がる
- C 上顎義歯が落ちる
- D 食事がしにくい
- E 会話がうまくできない
- F 頬や唇を噛む
- G 潜在する審美的不満

3 ４回の来院で義歯を完成させる
- 1日目 印象採得と咬合採得印象
- 2日目 咬合採得
  －中心位と中心咬合位の確認－
- 3日目 ワックス義歯の試適と前歯排列の修正
- 4日目 新義歯の装着と咬合調整
- 装着後 アフターケアとメインテナンス

4 全部床義歯安定の咬合理論
- A 片側性均衡咬合の成立と咬耗の役割
- B 中心位と中心咬合位の臨床的意義
- C 顎位診断器の原理と診断的意義
- D 咬合採得印象法の技術と臨床的根拠

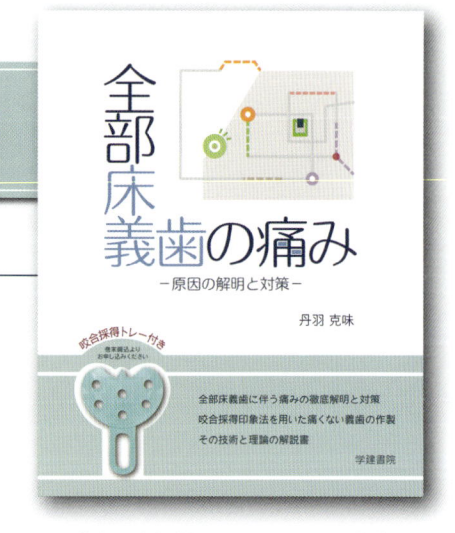

定価（本体 6,000 円＋税）
ISBN978-4-7624-0678-2（2011.12/1-1）